KB240815

코 건강한 아이가 키도 쑥쑥 크는 이유

코 건강한 아이가 키도 쑥쑥 크는 이유

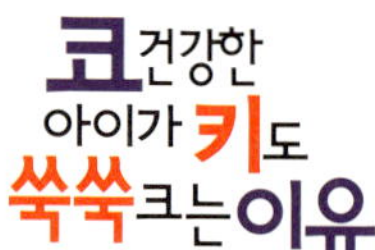

지은이 | 김남선
펴낸이 | 김원중

편 집 | 이민수
디자인 | 송혜련, 이선주
마케팅 | 손광섭
관 리 | 이지영

초판인쇄 | 2006년 9월 25일
초판발행 | 2006년 10월 2일

출판등록 | 제2-2576호(1998.8.27)

펴 낸 곳 | 도서출판 선미디어
         상상예찬 (주)
주   소 | 서울시 마포구 상수동 324-11
전   화 | (02)325-5191 팩   스 | (02)325-5008
홈페이지 | http://smbooks.com

ISBN 89-88323-88-2 03510

값 12,000원

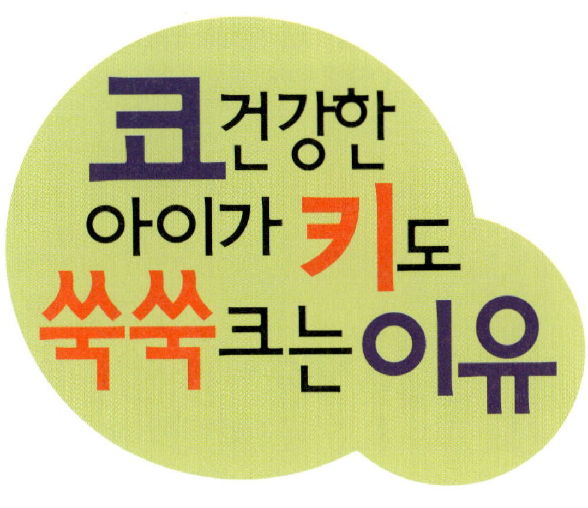

김 남 선 (영동한의원 원장) 박사

도서출판 선·미디어

무더운 여름이 지나고 아름다운 단풍이 자태를 드러내는 가을이 되었습니다. 추수의 계절, 풍성한 계절 가을이지만 코 알레르기가 있는 환자들에게 가을은 반갑기만 하지는 않습니다.

계절이 바뀌는 시기, 즉 환절기가 되면 감기 환자가 급증합니다. 또 알레르기 비염을 앓고 있는 사람들은 잠자리에 들 때나 아침에 일어날 때 맑은 콧물이 하염없이 나오고, 코가 간질간질 거리고, 재채기, 두통 등의 증세가 나타납니다.

12세 미만의 어린이 중 절반인 50%가 코의 질환이 있다고 보고된 바처럼 코 알레르기는 이제 남의 일이 아닙니다.

그런데 코 알레르기는 성장 발육 장애, 윗치아 돌출·주걱턱 등 얼굴형 이상, 축농증·천식·아토피성 피부염 등 합병증 유발, 난폭·반항·소심·우울증 등 성격 장애, 학교 성적 부진, 지능 저하를 유발하기 때문에 초기에 치료를 서둘러야 합니다.

코 알레르기 질환을 가지고 있는 아이들 중에는 특히 성장 발육 장애로 인한 저신장 어린이가 많습니다.

키는 성장기 어린이의 외모와 성격에 결정적인 영향을 끼칩니다. 키가 작음으로 인하여 소극적이 되고 주눅 들지 않도록 부모들은 자녀들의 키 성장을 도와 주어야 합니다. 왜 성장이 지연되고 있는지 원인을 파악하여 성장판이 닫히기 전에 치료를 하고 성장을 촉진하는 운동과 음식을 섭취하도록 해야 합니다.

이 책은 필자가 25년 동안 알레르기 비염 환자를 치료한 경험을 바탕으로 코 알레르기에 대한 연구 결과와 그동안 한국, 일본, 미국, 중국, 영국, 유럽 등 세계 각국에서 논문 발표하고 강의한 것을 기본으로 코 질환에 대한 이해와 어떻게 치료할 수 있는지에 대해서 그리고 성장에 대한 이해와 성장 촉진을 돕기 위한 방법에 중점을 두고 기술하였습니다.

이 "코 건강한 아이가 키도 쑥쑥 크는 이유"가 코 알레르기로 인하여 고통받는 환자들에게 그리고 성장 발육 장애로 고통받고 있는 어린이와 청소년들에게 희망이 되었으면 하는 바램입니다.

끝으로 일본의 西原克成 박사님께 감사의 말씀을 드립니다.

2006년 9월 5일
저자 김남선

Chapter 7 소청룡탕

Chapter 8 의료 상담

Chapter 9 구강호흡은 만병의 근원이다

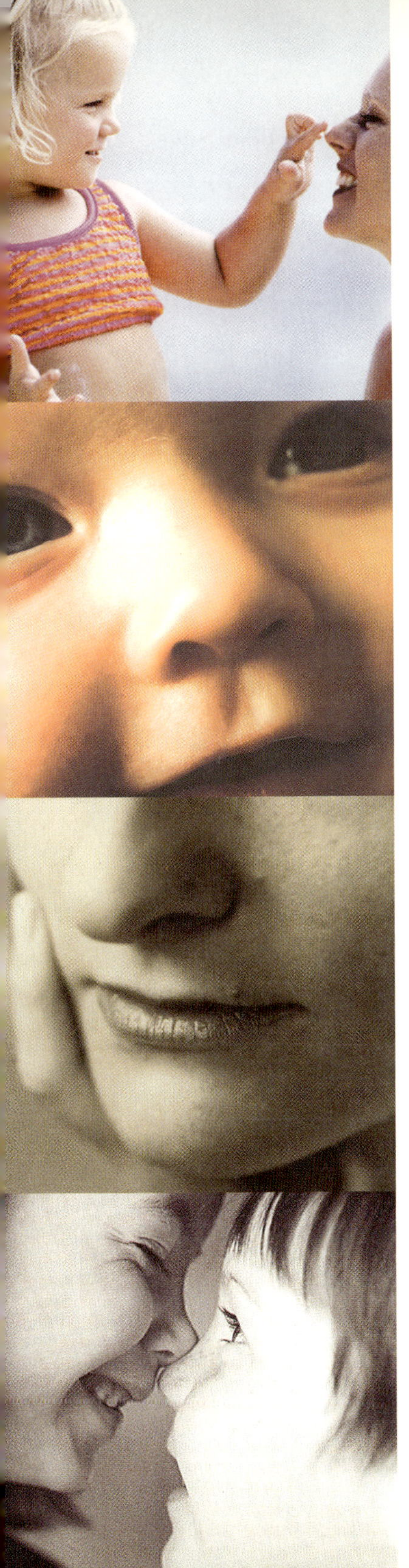

Chapter 1

코의
기능과 역할

우리는 사람들을 만났을 때 제일 먼저 얼굴을 본다. 그리고 그 사람의 인상을 결정짓는다.

얼굴 중에서 그 사람의 인상을 결정짓는데 가장 큰 역할을 하는 것은 눈이다. 눈의 생김에 따라 인상이 180도로 달라지기도 한다.

반면 코의 생김은 누구나 비슷하다고 생각하기 쉽다. 하지만 자세히 살펴보면 사람마다 코의 생김이 얼마나 가지각색인지 알게 될 것이다.

얼굴의 딱 한가운데 위치한 코는 얼굴의 중심 역할을 하고 있으며 외모와 건강에 지대한 영향을 미친다.

또한 우리 몸에서 코가 차지하는 기능적인 면은 우리의 상상을 초월한다. 코는 24시간 쉬지 않고 묵묵히 일을 해야만 한다.

눈이 잠시 보지 않는다고 귀가 잠시 듣지 않는다고 입이 잠시 말하지 않는다고 또는 먹지 않는다고 하여 생명에 지장이 생기는 것은 아니다.

하지만 코는 잠시라도 그 역할을 다하지 않으면 생명을 유지할 수 없다. 코가 자신의 사명을 1초도 쉬지 않고 다하고 있기에 우리가 건강과 생명을 유지할 수 있는 것이다.

모든 일이 그러하지만 특별히 코는 외양이 문제가 아니

라 그 안에 있는 내용물, 구조, 기능이 더욱 중요하다.

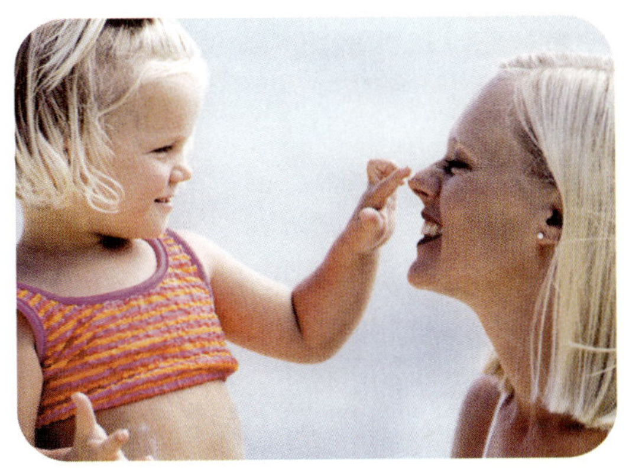

높고 오똑한 코를 위해 너도 나도 수술을 하는 요즘이지만 외양은 그저 부모가 물려준대로 유지하는 것이 좋다. 코를 높인답시고 고치고 또 고치다가는 합병증으로 평생을 후회할 수도 있다.

우리는 코의 생김새보다는 코의 기능과 건강에 더욱 주의를 기울여야 한다.

　　코는 바깥 외형을 이루는 외비(外鼻)와 코 안쪽의 공간인 비강(鼻腔)으로 나뉜다. 외비는 사람마다 높고 낮음과 모양의 차이가 있지만 얼굴 중앙에 삼각형 모양으로 돌출되어 있으며 콧날과 콧등과 콧망울로 이루어져 있다.

　　코의 안쪽은 바깥쪽 코 모양보다 훨씬 복잡하고 기능 위주로 되어 있으며 비강과 부비동으로 이루어져 있다.

　　비강은 양쪽 콧구멍 안쪽에서부터 목젖 뒤쪽 비인강까지의 넓은 공간을 말하며, 부비동은 코 주위의 뼈 안쪽에서 비강 주위를 둘러싸고 있는 4쌍의 공기 주머니를 말한다.

　　코를 아래쪽에서 보면 두 개의 콧구멍 사이를 가로막고 있는 중간 구조물인 비중격이 있다. 이 비중격에 의하여 콧구멍과 코 안은 좌우 두 부분으로 나뉘어지고 이렇게 나뉘어진 비강은 코로 들이마신 공기의 통로가 되는 것이다.

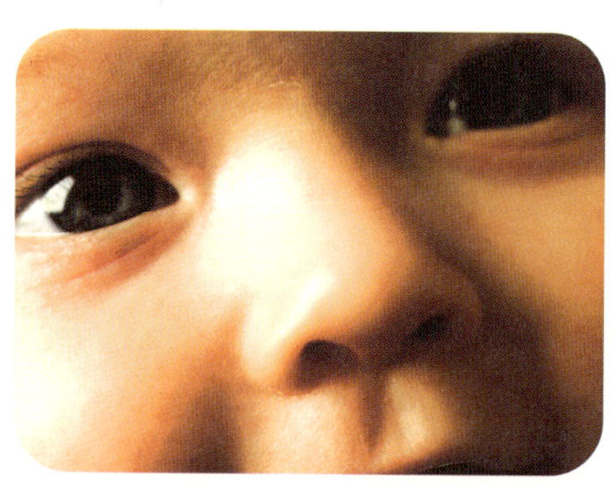

　　부비동은 코를 이루는 얼굴 주위 뼈 안의 공기 주머니이며, 빰 부위의 상악

동, 이마 부위의 전두동, 양 눈 사이의 사골동, 콧구멍 제일 뒤쪽 뇌
속의 접형동이 있다.

　부비동은 출생 시에는 아주 작지만 성장함에 따라 점점 커져서 사
춘기에 이르면 크기가 거의 완성되며 이들 부비동은 각각 비강과 통
하는 조그마한 구멍이 있어 서로 연결되어 있다.

생명을 유지하는 데 꼭 필요한 코는 공기가 드나드는 숨길이요, 냄새를 맡을 수 있는 기관이요, 소리를 제대로 내게 하는 의사 전달꾼이다.

기막힌 일이 있어도 콧구멍이 두 개라서 숨을 쉬고 살듯, 실제로 좌우의 콧구멍은 3~4시간마다 교대로 활동을 한다. 한 콧구멍이 냄새를 맡거나 숨쉬고 있을 동안에 다른 콧구멍은 쉬고 있다가 다시 임무를 교대하는 것이다.

코의 많은 기능 중에서 대표적인 기능을 알아보면 다음과 같다.

1) 호흡작용

코의 가장 중요한 기능은 호흡작용이다. 코가 공기를 들이마셔 기관지로 들여보내는 통로 구실을 하는 것이다.

숨을 쉬지 못하면 산소를 공급받을 수 없기 때문에 목숨을 유지할 수 없으

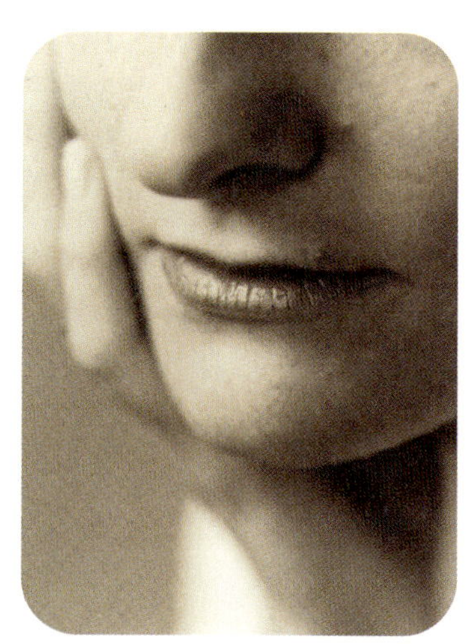

므로 코의 호흡작용은 무엇보다 중요하다.

코가 막히거나 코의 질환으로 인하여 코로 숨을 쉬지 못할 때는 입으로 숨을 쉬기도 하지만 이것은 정상적인 호흡이라고 할 수 없다.

입으로 숨을 쉬면 코의 정화 작용 없이 오염된 외부 공기를 마시게 되기 때문에 면역력이 약해지고 호흡기 질환에도 잘 걸리게 된다. 그러므로 비정상적으로 입으로 숨을 쉬지 않도록 코의 질환이 있는 사람은 빨리 치료를 하여 코로 숨을 쉴 수 있게 해야 한다.

2) 후각작용

냄새를 맡는 것도 코의 중요한 역할 중 하나이다. 후각 상피 세포를 통해 들이마신 공기에 섞여 있는 냄새를 감지하는 기능으로 코의 상부 약 50㎟ 넓이의 점막에서 담당하고 있다.

비강의 안쪽 위에는 직경 약 2cm의 후갑대가 있고 여기에는 약 6백만 ~ 1천만 개의 후각신경이 있다.

사람은 대개 4천여 가지의 냄새를 식별할 수 있고 훈련을 받으면 약 1만 가지의 냄새를 구별할 수 있다. 엄청나다 하겠지만 인류의 조상에 비하면 그동안 많이 퇴화한 감각중의 하나이다.

사냥꾼으로서의 재능이 감소하면

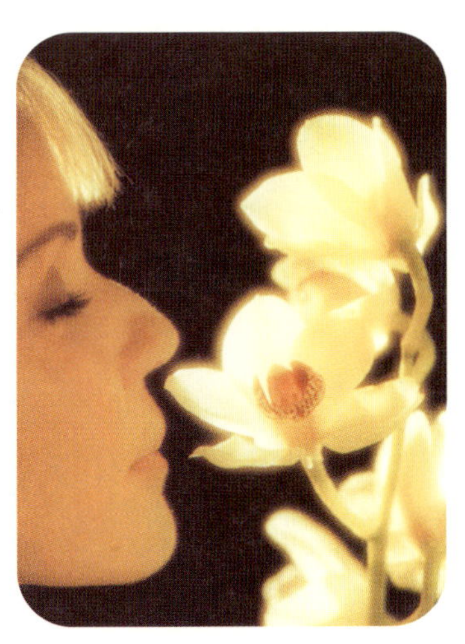

서 사람의 후각도 점점 퇴화됐다. 지금도 사냥을 주업으로 하는 시베리아의 사냥꾼들은 밤에도 냄새로 나무를 피해다니며 숲속을 종횡무진할 수 있다.

10세부터 60세까지는 냄새를 맡는 능력이 별로 변하지 않지만 60세가 되면 그 능력은 빠른 속도로 감퇴한다.

3) 공명작용

코 안의 울림 작용을 통하여 성대에서 나온 음성에 변화를 주는 것을 말한다. 말을 할 때 인두 구강 비강을 통해 공명하게 하여 사람마다 서로 다른 특유한 음색과 목소리를 지니게 한다.

코 주위의 뼈 안에는 부비동이라는 빈 공간이 있다. 이것은 코를 축축하게 해주고, 소리를 울리게 하는 현악기의 울림통 역할을 한다.

소리를 이용해 의사를 전달하는 것이 인류생활에서 중요한 자리를 차지하면서부터 소리를 다양하고 개성있게 내게 하기 위해 발달한 기관이다.

생후 7세까지는 발달이 완만하나 그후 급속하게 발달하여 변성기에 맞춰 12~14세가 되면 거의 완성된다.

4) 온도 조절 기능

비갑개의 점막은 작은 혈관들이 가득 분포되어 있어서 콧속으로 흡입되는 찬 공기나 더운 공기를 체온 수준으로 맞춰주는 역할을 한다.

 코 건강한 아이가 키도 쑥쑥 크는 이유

코의 외측벽에 있는 갑개골이라는 세 개의 돌기가 있는데 여기에는 모세혈관이 풍부하다. 찬 공기가 들어오면 모세혈관의 혈액량이 증가하게 되며, 혈액량의 증가는 자연스럽게 열을 방출하는 표면적을 넓혀 공기를 데우게 된다.

차가운 공기가 들어가서 폐를 상하지 않도록 코는 폐 안으로 들어가는 공기의 온도가 체온과 마찬가지인 30~32도로 유지되도록 하는 역할을 한다.

그러므로 차가운 공기를 들이마시든지 더운 공기를 들이마시든지 우리 몸 안으로 들어오는 공기의 온도는 비슷하고, 공기는 기관지를 자극하지 않고 자연스레 허파까지 들어가게 된다.

5) 습도 조절 기능

우리의 몸이 원활한 기능을 하기 위해서는 항상 촉촉한 정도의 습기가 필요하다. 코는 우리의 인체에 필요한 습도를 조절하는 가습기 역할도 한다.

폐는 75~80%의 습도를 좋아한다. 이는 우리나라의 평균습도에 비하면 상당히 높은 수치이다. 여름의 장마철을 제외하고는 60%의 습도를 넘는 기간은 아주 드물다. 더군다나 겨울은 상당히 건조하다. 그러나 걱정할 필요가 없다.

건조한 공기는 코 안의 점막에 의해 습기를 얻은 후 폐로 들어가기 때문이다. 비갑개 점막은 하루 1ℓ 이상의 수분을 공기로 방출하여 알맞은 습도를 조절한다.

6) 공기 정화 기능

공기 속에는 먼지나 세균이 부유하고 있는데, 만일 그것이 그대로 인체 내에 침입해 들어온다면 순식간에 병에 걸리고 말 것이다. 그것을 막는 것이 코이다.

코에는 코털, 섬모 및 코의 벽에는 점액을 분비하는 점막으로 덮여져 있다. 큰 이물질은 코털에 의해서 일차로 걸러지고 코털이 걸러내지 못한 세균과 미립자 등은 코 안의 점액이 파리잡이 끈끈이처럼 작용해서 잡아낸다.

점액은 몇시간 쓰고나면 부패해서 20분마다 새로운 점액이 만들어지는데 가습 및 정화 작용을 위해 하루에 분비되는 콧속의 점액은 보통 700~1,000cc 정도 된다. 점액에는 항바이러스 물질, 면역글고부린, 리소자임 등이 들어 있어서 항균작용을 한다.

말하자면 코는 에어콘의 필터와 같아 들이마신 공기 속에 있는 세균이나 먼지를 포착해 인체 내로 들어가지 못하도록 하는 것이다. 콧물이 나거나 재채기를 하는 것은 이물질의 배출작용으로 반드시 있어야 할 생리 작용이다.

코
의
건
강

얼굴의 중심인 코는 건강의 중심이기도 하다. 코로 숨을 쉬어야 하는데 코의 질환으로 인하여 코로 숨을 쉬지 못하고 입으로 숨을 쉰다면 여간 답답한 일이 아닐 수 없다.

입과 코는 그 역할이 다르다. 코는 숨을 마시며 입은 음식을 먹는 것이다.

숨은 생명의 기본이다. 아기가 처음 태어날 때 아기는 엄마의 몸 밖으로 나오면서 코로 숨을 들이마시면서 으앙하고 울음을 터뜨린다. 태어난 아기는 코로 숨을 마시면서 입으로 울음을 터뜨리는 것이다. 이렇게 생명의 시작은 숨을 쉬면서 시작된다. 또한 생명을 다하는 죽음을 맞이할 때도 한 모금의 숨을 들이마시고 숨을 거두게 된다.

이렇게 인간 생명의 시작과 끝을 담당하는 숨을 쉬는 일을 코가 담당하는 것이다.

코는 숨을 쉬는 중요한 일을 하는 기관이다. 그러므로 코의 건강은 무엇보다 중요하며 다른 기관

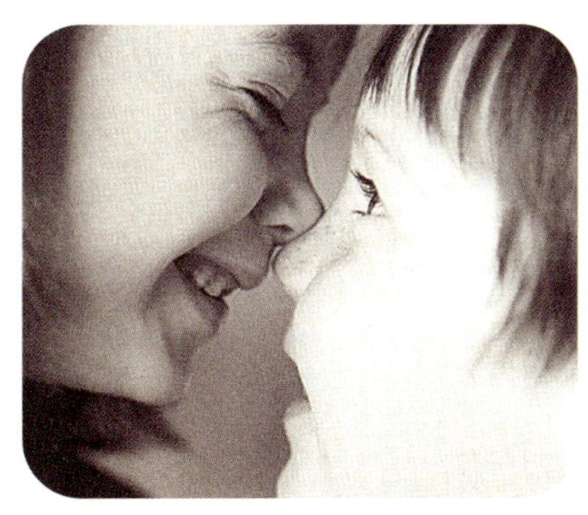

에도 많은 영향을 미친다.

특히 코의 질환은 정상적인 성장을 방해한다. 코의 질환이 있는 6~18세의 어린이들을 대상으로 나이에 비례한 평균 신장을 조사한 결과 약 50%정도가 평균 키에 훨씬 못 미치는 것으로 나타났다.

또한 코가 막히면 입으로 호흡을 하게 되는데 이렇게 구호흡을 하게 되면 필요한 산소 섭취량이 감소하기 때문에 인체에서 가장 많이 산소 소비를 해야 하는 뇌의 성장이 나빠지고 머리가 나쁜 아이가 되는 것이다.

또한 일찍 치료를 하지 못하고 시기를 놓치면 천식·축농증 등 만성질환으로 악화되기도 하고, 윗치아 돌출과 주걱턱 등 얼굴형 이상이 나타나기도 한다.

그리고 훌쩍거리는 아이를 좋아할 리 없으므로 친구들이 자꾸 피하게 되고 그러면서 소심해지고 우울증을 겪기도 하고 반대로 난폭해지는 등 성격 장애를 일으키기도 한다.

코의 공기 정화 능력이 떨어지면서 두통을 일으키기도 하고, 적어진 호흡량 때문에 산소가 부족해지면서 전신이 피로하게 되기도 하고, 고혈압·동맥경화·관상동맥질환 등에 걸릴 위험도 높아진다.

이렇듯 코는 건강의 중심이므로 코의 건강을 위하여 많은 노력을 기울여야 한다.

 코 건강한 아이가 키도 쑥쑥 크는 이유

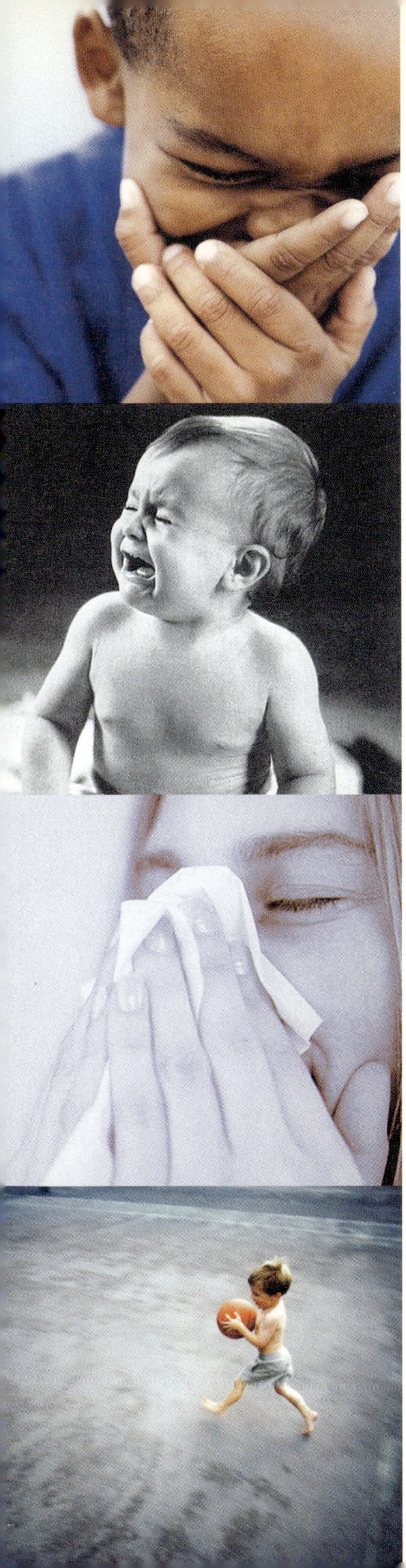

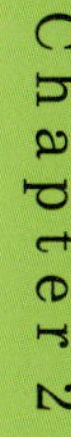

Chapter 2

코 알레르기

환절기가 두려운 알레르기 비염 환자들

올 여름은 어느 해보다 숨막히는 무더위가 계속되었다. 그러나 어느덧 무더위가 한풀 꺾이고 뉴스에서는 차츰 기온이 내려갈 것이라는 예보가 나오고 있다. 계절이 바뀌고 있다는 말이다.

계절이 바뀌는 시기. 즉 환절기가 되면 감기 환자가 급증한다. 또 비염을 앓고 있는 사람들은 잠자리에 들 때나 아침에 일어날 때 맑은 콧물이 하염없이 나오고, 코가 간질간질 거리고, 재채기, 두통 등의 증세가 나타나게 된다.

실제로 환절기에 가장 많이 걸리는 질환이 감기, 비염, 천식, 피부염 순서라고 한다.

환절기에 호흡기 질환에 걸리는 사람들이 특별히 많은 이유는 무엇일까?

더위를 쫓느라 여름내 찬 음식을 섭취했던 몸의 장기들은 여름이 끝나고 가을로 계절이 바뀌면서 이상증세를 보이기 시작한다. 소화불량이나 설사가 나기도 하고, 면역기능이 떨어져 감기나 비염으로 고생하는 사람이 급증하게 되는 것이다.

인체의 장기들은 각자 고유의 기능을 갖고 있는데 그 중 호흡기는 다른 장기에 비해서 대기의 온도 변화에 민감하다. 계절이 바뀌는 환절기에는 낮과 밤의 일교차가 심하게

나타나므로 감기나 비염과 같은 호흡
기 질환 환자가 급증하게 된다. 환절
기의 급격한 일교차가 호흡기에 좋지
않은 영향을 주기 때문이다.

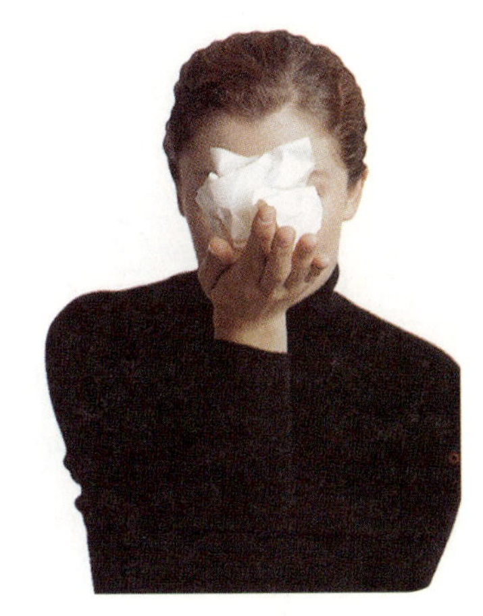

그리고 여름에서 가을로 넘어가는
이 시기에는 여름 동안 번식한 집진드
기가 죽으면서 밀폐된 공간에 날리게
되므로 알레르기성 코질환을 갖고 있
는 사람들의 증상을 더욱 악화시키는
것이다.

가을 초입에 시작된 감기나 비염 등의 증상을 제대로 치료하지 않
고, 다스려 놓지 않으면 겨울이 다 지날 때까지 고생할 수 있으니 주
의해야 한다.

특히 비염을 앓고 있는 사람들의 경우에는 환절기가 오기 2~3주
전부터 대비하여 환절기는 물론 다가오는 겨울에도 건강하게 생활할
수 있도록 해야 한다.

2 초등학생 1/3 이 알레르기 비염

높은 하늘, 청명한 햇살…. 게다가 올해는 일교차가 커서 더욱 아름다운 단풍을 즐길 수 있다고 하니, 가을 산을 만끽하고 싶은 산행객들에게는 반가운 소식이 아닐 수 없다.

하지만 우리나라 사람이라면 누구나 좋아하는 가을이 반갑지 않은 사람들이 있으니 바로 알레르기 비염 환자들이다.

아침 저녁으로 찬바람이 일고 일교차가 커지면 알레르기 비염 환자들은 쉴새 없이 나오는 재채기와 콧물로 고생을 한다. 차고 건조한 날씨가 예민한 알레르기 비염 환자의 코 점막 신경세포를 자극해 분비물질을 증가시키고 재채기를 유발하기 때문이다.

최근 보고된 조사 결과를 보면 우리나라 사람 10명 중 1명은 코 알레르기 증상을 보이고 우리나라 어린이 10명 중 약 3명은 코 알레르기를 가지고 있는 것으로 밝혀졌다.

서울, 대전, 대구, 포항 등 전국 4개 지역의 31개 초등학교의 어린이 환경성 질환 실태를 조사한 결과, 34% 정도가 알레르기 비염을 앓고 있는 것으로 나타난 것이다.

이는 초등학생의 1/3이 알레르기 비염으로 고생하고 있다는 이야기이다.

연령별로 가장 많이 알레르기 비염에 노출된 것은 7~12세 초등학생으로 무려 50%를 차지했고, 그 다음은 6세 이하, 13~18세 순으로 조사되었다.

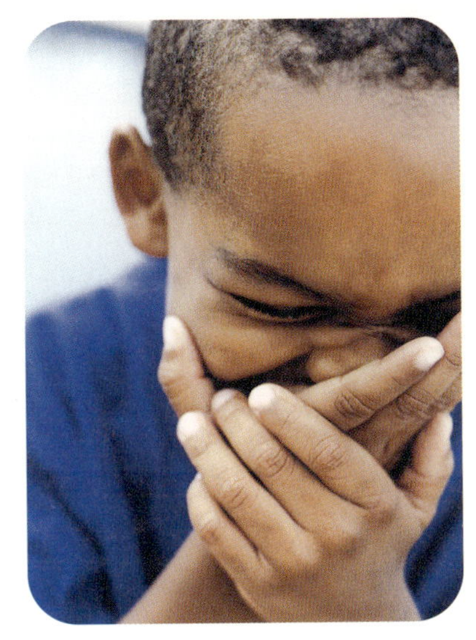

성인들의 건강도 각종 공해와 오염으로 멍들어가고 있는 요즘, 특히 코나 콧속의 점막이 아직 완성되지 않아 외부환경에 잘 적응하지 못하는 아이들의 코는 어른들의 신체보다도 방어 능력이 약할 수밖에 없다.

자동차 매연이나 산업 공해는 물론 공부와 가족, 친구 관계로 인한 스트레스에 의해서도 중·고등학생들의 코 알레르기 증상은 매년 심각해지는 양상을 보이고 있다.

코 알레르기란?

알레르기 때문에 고생하는 어린이들이 점차로 늘고 있다. 복잡한 현대사회에서 물질 문명이 낳은 역기능의 결과를 어린이들이 고스란히 안고 그 대가를 치르고 있는 셈이다.

사실 알레르기는 우리 몸에 없어서는 안될 필수 기능이다. 우리 몸에는 이물질이 외부에서 침입해 올 경우 즉각 경보 시스템을 발동하고 이물질을 없애는 대응물질을 만들어 낸다.

대응물질은 이물질과 결합하여 이물질을 없앨 뿐 아니라 한 번 만든 물질을 기억시켜 다음에 똑같은 이물질이 침입해 올 경우 그 물질을 빠르게 만들어 순식간에 이물질을 사라지게 함으로써 우리 몸을 보호한다.

이러한 면역기능이 없다면 세균이나 바이러스 침입 시 우리 몸은 며칠 내로 세균이나 바이러스에 의해 점령당하고 만다.

알레르기도 우리 몸을 보호하기 위해 체내에 침입한 이물질에 대한 반응이다.

인체에 침입하는 세균이나 바이러스 등은 아주 미세하여 전자현미경으로 10만 배 이상 확대해 봐야 보일 정도다. 그러므로 설령 몸 안으로 들어온다고 해도 인체 속의 경찰관인 매크로파지(macrophage)나 백혈구 등으로 제거해 버릴 수 있으나 문제는 크기가 보다 큰 것이다.

세균이나 바이러스보다 큰 이물질이 평상시보다 더 많이 침입한 경우 우리 몸은 그 이물질을 '더이상 우리 몸으로 들어오게 하지 마시오' 라는 신호를 보내게 되는데 그 신호가 바로 알레르기인 것이다.

알레르기 반응을 보이는 사람의 몸은 일반인들에게는 하등 지장이 없거나 필요한 것까지도 배제하는 이물질로 인식하고 반응하게 된다. 기침, 재채기, 콧물이 나오고 두드러기가 생기는 등 알레르기의 반응은 사람과 나이에 따라 천차만별이다.

알레르기 비염은 특정 물질이 코점막을 자극하면 코점막이 너무 예민하게 반응하여 나타나는 병으로 그 증상이 대부분 만성적이고 재발이 잘 된다는 특징을 가지고 있다.

이 병의 증상은 코가 잘 막히고, 물과 같은 투명한 콧물이 흐르면서, 재채기가 나오는 것이다. 또 코와 눈이 가렵고, 종종 눈물이 나오고, 앞머리에 통증이 느껴지기도 하는데 이로 인해 업무에 대한 스트레스가 증가되며, 불쾌감, 집중력 저하 등 일상생활에 많은 불편을 준다.

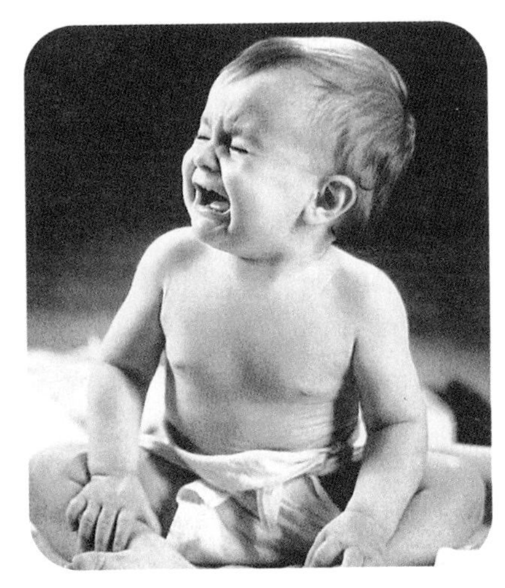

이러한 알레르기 비염은 체질적으로 손발이 쉽게 차가워지고, 추위에 잘 견디지 못하는 과민체

질을 갖고 있는 사람에게 자주 생기며, 새벽의 찬 공기가 몸을 감싸면 더 심해지는 경향을 보인다.

증상을 가볍게 여기다가 축농증으로 발전하면 더 큰 고통을 겪게 되니 조기에 치료해야 한다.

특히 급성인 경우 증상이 몇 주 계속되다가도 없어지기 때문에 치료가 다 된 것으로 착각을 하기 쉽지만 매년 비슷한 시기에 또다시 증상이 나타나 환자를 괴롭힌다.

만성적인 경우에는 이 증상이 일년 내내 지속적으로 나타나거나 혹은 뚜렷한 주기성을 갖지 않고 연중 간헐적으로 나타나 환경변화에 따른 체질변화와 체내의 저항력이 서로 상관관계가 있음을 보여준다.

코 알레르기는 어린이 알레르기성 질환 중에서도 가장 귀찮은 병으로 손꼽힌다. 콧물과 재채기는 물론이고 그 외에도 여러 가지 불편하고 성가신 일들이 아이들을 못살게 군다.

코 알레르기를 앓고 있는 어린이들의 50% 이상은 이미 5세를 전후해서 증상을 나타내기 시작한다.

코가 간질간질해서 자주 후비고 콧물을 줄줄 흘린다. 처음에는 부모들도 단순한 감기인 줄 알고 병원에 다니지만 일주일이 지나고 한 달이 지나도 증세는 호전되지 않는다. 그렇게 뒤늦게 알고 보면 코 알레르기라는 것이다.

어린이 알레르기는 대개 2~6세의 소아에게서 잘 일어난다. 어린이의 코는 아직 발육이 완전치 않은 때라 코 점막의 면역성이 떨어지고 외부환경에 잘 적응이 되지 않아 더 쉽게 코 알레르기 증상을 겪는 것이다.

코 점막은 공기가 몸 안으로 들어오는 첫 출입구로 가장 먼저 공기의 접촉을 받으며 외부자극에 대해 우선적으로 반응한다.

특히 어린이의 코 점막은 무척이나 약하기 때문에 외부의 독성물질에 대해 매우 민감하게 반응을 일으켜 쉽게 염증이 발생하고 콧물, 재채기, 코막힘 등의 증상이 지속적으

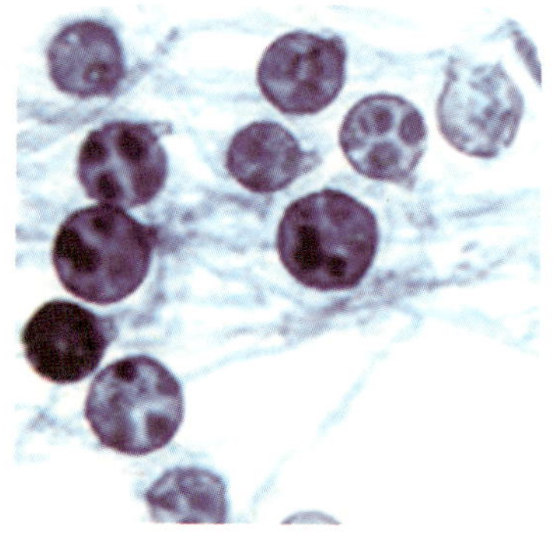

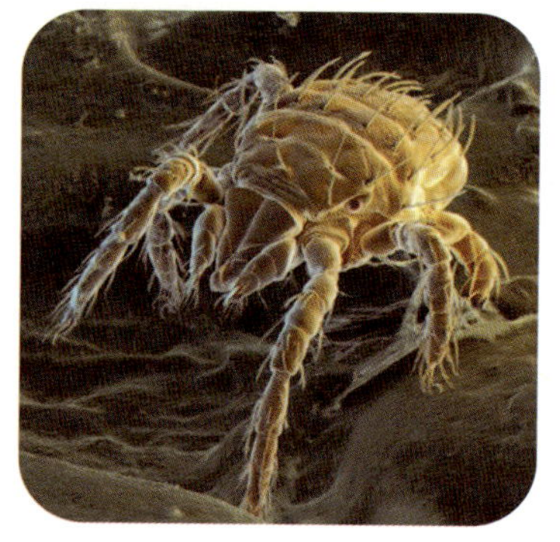

로 일어난다.

또한 어린이의 경우 감기가 잘 치료되지 않고 더 발전하면 비염이 생기고 심하면 축농증으로 질환이 점차 진행되기도 한다.

코 알레르기의 주요 원인은 집안의 진드기이고, 그 외에도 꽃가루, 곰팡이, 애완견의 털, 담배 연기 등이 이 질환을 유발한다.

일단 집안에 어린이 알레르기 환자가 생기면 그 알레르기의 유발 원인을 없애도록 노력하는 것은 물론, 식생활에도 주의를 기울여야 한다. 우유, 콩, 달걀은 3대 알레르기 식품으로 알려져 있다. 알레르기가 있는 어린이는 반드시 삼가야 할 음식들이다.

또 외식을 통해 패스트푸드, 인스턴트 음식을 섭취하는 가정도 많은데, 이것은 알레르기를 키우는 지름길이다. 또 라면과 과자, 햄버거 등도 금기 식품이다. 가족들이 옆에서 식단을 꼼꼼히 점검하며 가려 먹이는 것이 좋다.

아이들의 알레르기 비염은 모유보다 분유로 키운 어린이에게서, 그리고 시판되는 이유식을 일찍부터 먹인 아이들에게서 더 많이 나타난다.

 | 코 건강한 아이가 키도 쑥쑥 크는 이유

그러므로 아이는 가능한 모유로 키우고, 이유기 때는 소화하기 좋은 식품부터 순서대로 식품의 종류와 양을 늘려가며 주는 것이 바람직하다.

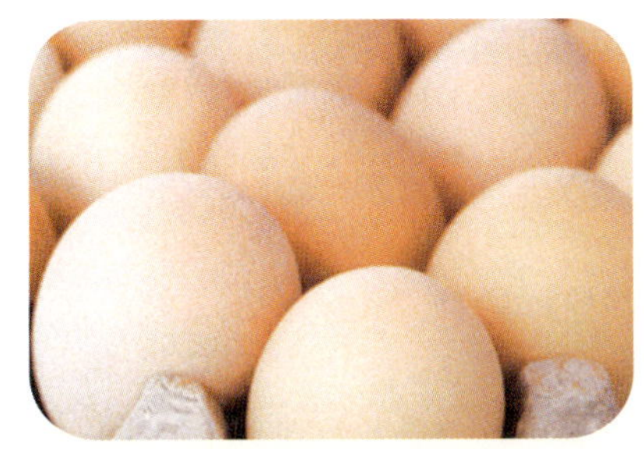

최근 들어 산업화, 공업화가 진행되면 될수록 대기 오염 물질은 그 수를 증폭하기에 이르렀는데 그런 반면 인체의 저항력은 떨어짐으로 코 알레르기 환자가 점점 늘고 있다.

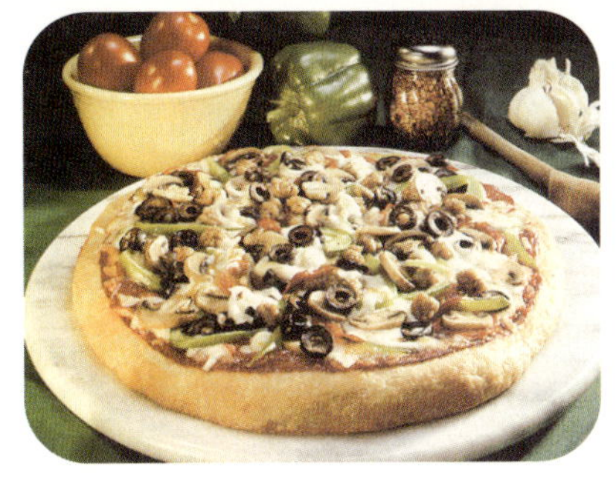

자녀들이 저항력을 키울 수 있도록 강하게 키우는 것이 필요한 때이다.

그리고 술과 담배로 인하여 코의 질환이 유발되거나 심해지기도 하므로 자신을 위해서는 물론 자녀들 앞에서는 필히 금연을 해야 한다.

5 알레르기 비염의 다양한 증상과 원인

초등학교 4학년에 다니는 C군은 알레르기 비염으로 학교에 가는 것조차 싫어할 정도로 심한 우울증에 빠졌다. 시도 때도 없이 나타나는 재채기에 같은 반 아이들이 때때로 놀리는 것은 물론 자신도 수업시간에 재채기를 해대는 것이 싫었기 때문이다. 또 재채기를 하다 보면 선생님 말씀이 귀에도, 눈에도 잘 들어오지 않으면서 집중력이 떨어지는 것은 분명한 일이다.

부모들은 처음에 아이가 이유도 말하지 않고 무작정 학교에 가기 싫다고 하니 황당하기만 할 것이다.

대개의 경우 어린이들이 학교를 안 가려고 한다든가, 갑자기 성적이 뚝 떨어지는 데는 다 그만한 이유가 있는데, 부모들은 그 이유를 부드러운 목소리로 차근차근 물어보기보다 무조건 야단만 치니 어린이들은 어린이들대로 주눅이 들어 분명한 이유를 대기가 쉽지 않을 것이다.

일단 알레르기 비염이 생기면 며칠 동안의 치료 또는 약 몇 가지로 쉽게 치료될 수 없다. 끈기를 가지고 지속적인 치료를 해야 하는데 C군의 경우, 치료를 꼭 해야 되는 이유를 설명해 주었더니 이해를 하고 열심히 치료에 임하였다.

그 결과 거의 완치를 하고 병원문을 나섰는데 밝은 모습으로 학교에 다니면서 성적도 올랐다는 이야기를 나중에

C군의 부모로부터 들은 적이 있다.

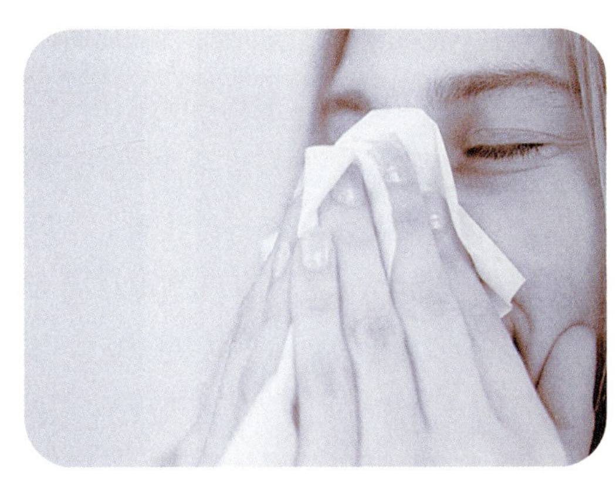

　사람에 따라서 '코에 나타나는 천식'이라고 불리기도 하는 알레르기 비염이 알레르기 천식과 다른 점은 알레르기 반응이 기관지가 아닌 코의 점막에 발생한다는 것이다. 즉 기침 대신 재채기가 나오고, 객담 대신 콧물이 흐르며, 호흡곤란은 코막힘으로 대신해 나타난다.

　알레르기 비염을 일으키는 원인 물질로는 진드기, 꽃가루, 곰팡이, 먼지, 가축의 털 등이 있다. 때때로 흔히 섭취하는 곡물, 달걀, 우유 등의 식품에 의해서도 생긴다. 그러한 음식들은 훌륭한 단백질 섭취 원인이긴 하지만 고단백질 식생활은 어린이의 몸을 예민하게 만든다. 단백질을 너무 많이 먹으면 알레르기를 일으키는 물질(항원)에 민감한 반응을 일으키는 체질로 바뀐다.

　옛날에는 나타나지도 않았던 어린이들의 알레르기 질환이 점점 더 늘고 있는 것은 이러한 결과, 즉 생활의 향상에서 오는 또 다른 반대 급부라고 할 수 있다.

　알레르기를 일으키는 물질 중 우리나라에서 가장 흔히 볼 수 있는 것은 집먼지와 집먼지 속에 붙어있는 진드기다. 따라서 먼지가 많은 불결한 환경은 알레르기 비염을 일으키는 제 1차적인 원인이 된다.

계절에 구별을 두지 않고 나타나는 통년성 알레르기 비염은 집먼지 진드기 외에도 동물의 털이나 비듬, 진균류, 직물류, 담배가루, 식품 등 모두가 항원이 될 수 있다. 알레르기 중 화분증은 마른풀, 잡초, 나무, 꽃가루 등이 원인인 경우가 많다.

한의학 고서를 살펴보면 알레르기 비염이라고 구체적으로 지칭한 병명은 없었던 것으로 보인다. 그렇지만 비구, 비색, 분체라는 용어가 있는 것을 보면 수 천년 전부터 이미 인류는 알레르기 질환과 공존해 왔음을 짐작할 수 있다.

알레르기 비염은 좀더 쉽게 이야기하자면 코에 염증이 생긴 것인데 재채기, 콧물, 코막힘의 현상이 나타난다.

치료를 하지 않고 그대로 두면 코막힘이 심해지고 축농증을 동반하며 코를 막히게 하는 알레르기 특유의 물혹이 코 안에 생겨 답답함을 느낄 뿐 아니라 입으로 호흡을 해야 하는 심한 지경에까지 이르게 된다.

특기할 만한 증상은 일단 알레르기 비염이 생기면 코점막이 아주 예민해져 담배연기, 향수냄새, 갑작스런 온도 변화 등 항원이 아닌 일반적인 물질에도 콧물, 재채기 등의 과민반응을 보인다는 점이다.

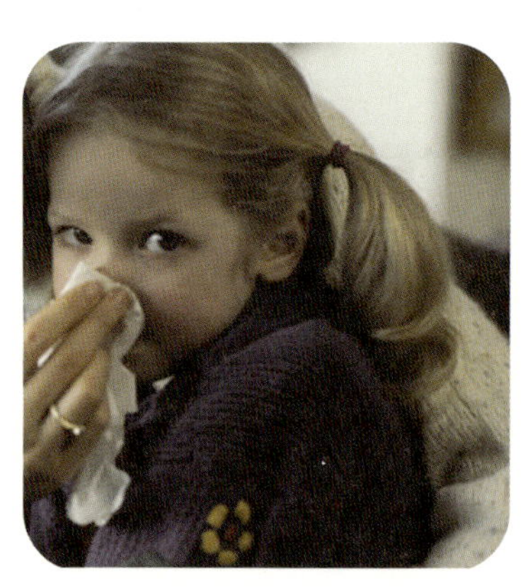

이밖에 두통을 호소하거나 눈물을 흘리기도 한다. 단순히 코에 이물질이 침입하게 되면 일종의 퇴치반응으로 재채기가 나오지만 재채기가 끊이지

않고 계속되면 알레르기 비염을 의심해 봐야 한다.

재채기가 연속될 경우, 일시적인 현상이라고 넘기지 말고 병원이나 의원을 찾아 점검을 받는 것이 좋다.

알레르기 비염의 심한 정도를 살펴보자.
● 경증 : 재채기 하루 5회 이하, 때때로 코막힘, 하루 5회 이하로 코를 푼다.
● 보통 : 재채기 하루 5~15회, 때때로 한쪽씩 코막힘, 하루 5~10회 정도로 코를 푼다.
● 중증 : 재채기 하루 15회 이상, 코막힘이 심함, 냄새를 맡지 못함, 하루 10회 이상 코를 푼다.

6

우리 아이의 코 안전할까?

아이들의 코가 점점 약해지고 있다.

코는 호흡기의 생리기능을 수행하는 중요한 기관이다. 외부로부터 세균이나 독성물질이 깊숙하게 침입할 수 있는 점막을 갖고 있어 알레르기 반응을 잘 일으키는 기관이다.

알레르기 비염의 대표적인 3대 증상은 맑은 콧물과 발작성 재채기, 코막힘 등이다.

코막힘은 그리 심하지 않지만 콧속이 간지럽고 재채기를 자주 하며 맑은 콧물이 계속 흐른다. 그 외에도 눈 점막의 가려움, 두통, 권태감, 후각감소 등의 증상이 있고, 정도의 차이는 있으나 천식, 아토피성 피부염, 결막염과 같은 다른 알레르기 질환과 같이 나타나는 경우가 많다.

실제로는 알레르기 비염 환자 중에서 기관지 천식을 함께 가지고 있는 사람이 20~30%정도 된다는 보고가 있다.

평소 꽃가루나 집먼지 진드기 등에 접촉했을 때 열이 나거나 몸살이 나지는 않는데 이상하게도 콧물이 계속 흐르거나 감기인 듯하면서도 감기 같지 않은 증상이 일주일 이상이나 계속되기도 한다.

눈이나 코 또는 입천장에 가려움을 느끼는 경우도 있고, 눈물이 많이 나오거나 충혈되고 눈꺼풀이 붓기도 한다. 때로는 입맛이 떨어지고 냄새 맡는 능력이 없어지거나 감소되는데 이것은 코의 점막이 붓거나 또는 염증을 일으키기 때문에 발생하는 것이다.

이런 증상은 연령에 관계없이 나타나지만, 특히 어린아이의 경우 가려워서 코를 문지르거나 실룩거리는 습관이 생기면 이로 인해 코 점막이 헐어 코피를 흘리는 경우도 있다.

또 추위를 몹시 타고 손발이 냉한가하면 허리와 무릎이 시큰거리고 조루증이 올 수도 있다. 이러한 신체 반응 때문에 알레르기 증상에 시달리게 되면 산만한 성격의 아이가 되기 쉽다. 설사나 복통, 피로감을 쉽게 느끼며 별 이유없이 신경질을 잘 부리고 나태하거나 툭 하면 짜증을 잘 내는 성격으로 변하기도 한다.

아동기는 아이들의 성격이 형성되는 시기이므로 더욱 세심한 주의가 필요하다. 아이가 알레르기 체질로 판명되면 부모는 아이에게 더 많은 관심과 사랑을 표현하며 아이의 치료 과정을 함께 돌봐 줘야 한다.

7 상속받기 싫은 선물 코 알레르기

코 알레르기도 유전이 될까? 단정적으로 말할 수는 없지만 일단 그런 확률이 높은 것으로 알려져 있다.

학계에서 보고된 통계에 따르면 코 알레르기가 있는 학생 중 부모 가운데 한 사람이 코가 나쁘거나 혹은 부모 둘 다 코 알레르기가 있는 예가 적지 않다.

부모 중 어느 한 사람이 알레르기가 있으면 그 자녀 중 50%가 알레르기가 있게 되고, 부모 모두 알레르기이면 2세에서는 90% 이상이 알레르기에 걸린다는 연구 결과가 있다. 아이가 세 명이면 두 명이, 두 명이면 한 명 이상이 발병이 될 수 있다는 얘기이다.

아직까지는 증상이 나타나지 않더라도 가족 가운데 코 알레르기가 있거나 걸린 적이 있는 사람이 있으면 나머지 가족도 코 알레르기에 걸릴 가능성이 높다.

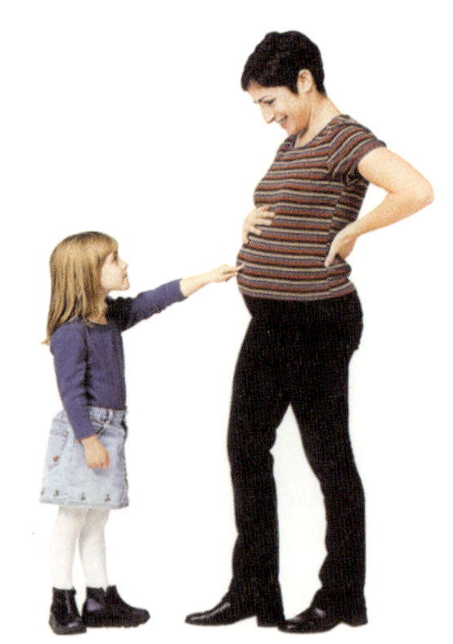

따라서 알레르기는 완전히 유전이라고는 볼 수 없어도 잠재성은 있다고 보는데 이를 소양이라고 한다.

그러므로 자신이 알레르기를 앓고 있는 부모라면 아이들의 코에도 혹시 이상이 생기지는 않았는지 늘 관심을 갖고 지켜보는 것이 좋다. 그리고 뭔가 이상한 증세가 나타나면 즉시 병원을 찾아 조기에 치료하는 것이 알레르기 비염으로 확대되지 않도록 미리 예방하는 길이다.

그러므로 2세대의 건강을 지켜 주기 위해서는 임신을 하기 전부터 가능한 체질 개선을 하여 아이에게 알레르기가 유전되지 않도록 해야 한다.

한의학에서 보는 코 알레르기의 원인과 치료

한의학에서는 알레르기 비염의 원인을 보통 세 가지로 나눈다.

첫째, 폐의 기가 허해 바람과 찬 기운이 들어와 폐의 기가 발산하는 능력이 저하되면서 코에 장애가 나타나는 경우이다.

그 증상은 주로 코가 몹시 가렵고 재채기가 연달아 나며 맑은 콧물이 나오고 후각이 둔해지고 코 점막에 부종이 있다. 이때 치료방법은 폐의 기운을 덥게 보하고 바람과 찬 기운을 몰아내 흐트러뜨린다.

둘째, 폐와 비장의 기가 허해 노폐물이 오랫동안 코에 쌓여 발병하는 경우이다.

주된 증상은 코가 막히고 더부룩하고 콧물은 말갛거나 끈적거리며 흰 것이 특징이다. 역시 후각이 감퇴되고 코 점막이 창백하거나 부어오르며 온몸이 나른하고 어지럼증을 느끼게 된다. 숨이 차거나 뭘 먹어도 소화가 잘 되지 않는다. 이때는 비장을 튼튼하게 하고 기를 돋우며 폐를 보하는 치료를 한다.

셋째, 신장의 기운이 허한 것으로 만성 알레르기 비염 환자에게 많이 나타난다.

이것은 신기가 부족하고 폐가 따뜻한 기운을 잃어버렸을 때 생기는데, 폐와 신장을 따뜻하게 보해야 한다.

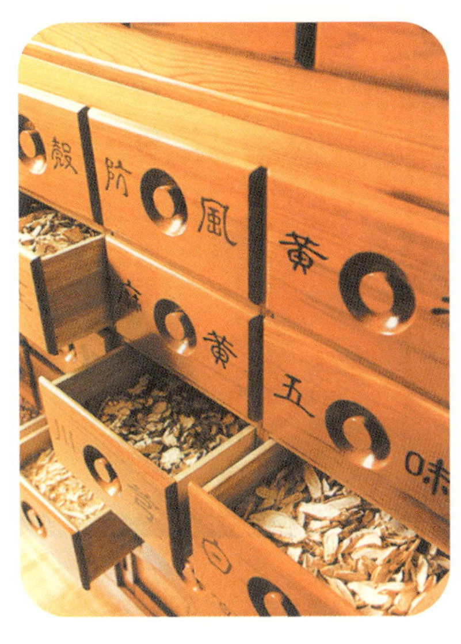

알레르기 비염 치료를 위해 대표적으로 창이자, 갈근, 방풍, 형개 등을 쓴다. 체력이 떨어지면 기가 약해지는데 이럴 때는 황기, 신이화, 길경, 백지 등이 그 처방으로 활용된다. 이러한 약을 쓰면 끊임없이 흘러나오던 콧물이 서서히 그치면서 완전한 치료효과를 볼 수 있다.

두통, 코막힘이 있을 때는 대개 기를 통하게 하고 열을 풀어주는 방법으로 치료를 한다. 코막힘에 대한 한의학적 분석은 풍한과 열 때문인 것으로 본다. 감기 등 외부로 부터의 감염은 풍한 때문에 오는 것으로 풀이하며, 이에 따라 맵고 열을 발산시키는 약재를 사용한다.

열에 의한 증상은 그 발생 부위와 특징에 대해 각각 다른 약을 쓰기도 한다. 속에 열이 생겨 막혔을 때는 이를 풀어주고 피를 맑게 해주는 약을 쓰고, 폐나 심장에 있는 열 때문이라면 갈근, 승마, 지모, 황금 등을 이용하는 것이 보통이다.

■ 천주 경혈

뒷머리의 머리카락이 시작되는 부위의 홈이 파인 중앙선에서 좌우로 3cm, 양 옆으로 음푹 들어가는 곳에 위치하고 있다. 엄지 손가락 지문이 있는 부위로 지그시 누른 뒤 다섯을 센 다음 둘 셀 동안 쉬고 다시 반복하여 누른다.

■ 풍지 경혈

귀 뒤에서 뒷머리 쪽으로 엄지손가락 손톱만한 둥그스름한 돌기가 만져지는데 이 유양돌기라는 돌기에서 뒷 머리카락이 있는 쪽으로 움푹 파인 부위를 눌러 준다.

■ 영향 경혈

양쪽 콧망울 바로 옆에 있다. 집게 손가락과 셋째 손가락을 곧게 펴서 V자 형태를 취한 후 콧망울 양쪽의 영향 경혈에 대고 그 주위를 문지른다.

감기와 알레르기 비염

아침과 낮의 기온차가 커지면 가장 먼저 늘어나는 것이 어린이 감기 환자들이다. 연령이나 신체 특성상 어른들보다 면역력이 떨어지기 때문에 가족들이 잘 관리 해주지 않으면 덜컥 감기에 걸리기 십상이다.

그런데 그 중에서도 이상하게 코 감기가 오래간다 싶은 환자들 중에는 감기가 아니라 알레르기 비염을 앓고 있는 경우도 적지 않다. 두 가지 증상이 서로 흡사하기 때문에 일어나는 일이다.

그럼 감기와 알레르기 비염은 어떻게 다를까? 일반 가정에서 어린이의 감기와 알레르기 비염을 정확히 구별하기는 사실 어렵다.

감기는 흔히 알고 있는 것처럼 콧물과 코막힘이 있으며 고열 증세를 겪기도 하고, 두통, 인후통, 기침 등을 동반하는 것이 보통이다. 그러나 콧물, 재채기, 코막힘만 있는 어린이는 구별하기가 애매하다.

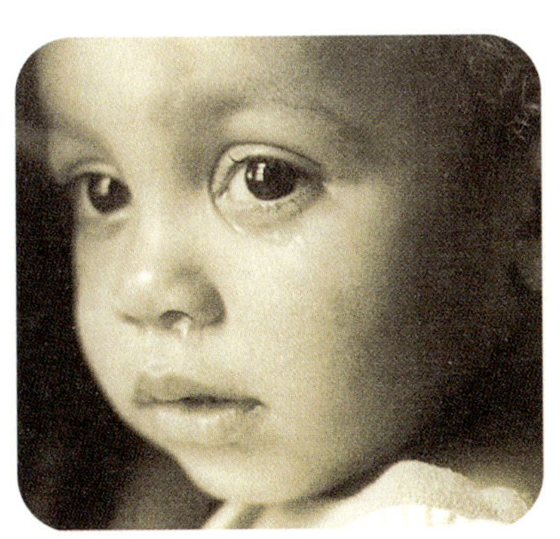

또 감기는 평균적으

로 3~4일 만에, 또는 길어야 일주일이면 낫는 게 대부분이다. 감기에서 기관지염이나 폐렴으로 발전되면 증상이 길어지긴 하지만 대개의 경우 그렇다. 반면에 코 알레르기는 몇 달 또는 몇 년씩 콧물이나 코막힘, 재채기 증상이 계속된다.

알레르기 비염은 계절성 알레르기 비염과 통년성 알레르기 비염으로 크게 나뉜다. 계절성이라 함은 주로 봄철에 많이 나타나는 알레르기 비염으로 봄이나 가을, 겨울이 되면 어김없이 2~3달간 고생하게 된다. 개화기인 4, 5월에는 꽃가루에 의한 계절성 알레르기가 급증한다.

통년성이라는 것은 주로 집먼지 진드기에 의해 발생되는 경우를 뜻한다. 그 중 집먼지 진드기는 알레르기 비염의 원인 중 70% 이상을 차지하고 1년 내내 이 때문에 고생하는 환자가 많다.

7세 이하의 어린이 알레르기 비염은 콧물, 재채기 증상 이외에도 알레르기 비염인지 아닌지를 판별하는 중요한 단서가 조금 더 있다.

즉 알레르기 비염이 있는 어린이는 대체로 눈밑이 검고 푸른 색을 띠고 있다. 코를 자꾸 씰룩 거리거나 콧구멍을 후비고, 그 때문에 코 점막의 혈관이 빨갛게 부어올라 코를 건드리기만 해도 코피가 자주 나온다.

또한 눈이나 귀가 가렵다며 자꾸 손을 대고, 참지 못해 비비기도 한다.

정서적으로도 한 가지 일에 잘 집중하지 못하고 산만한 태도를 보인다. 또는 코가 막혀 입으로 숨을 쉬므로 잘 때나 평소에도 입을 벌리고 있어, 이것이 몇 년 계속될 경우 입이 튀어나와 어느 새 얼굴형이 이상하게 바뀌기도 한다. 발육도 나빠지고 키가 잘 자라지도 않는다.

어릴 때 질환의 초기일 때 제때 치료하지 않으면 증상이 계속 반복되는 사이 축농증으로 발전하게 된다.

따라서 코 알레르기는 초기 치료가 무엇보다 중요하다.

코 알레르기 치료법

아쉽게도 아직까지 알레르기 비염을 단번에 완치하는 방법은 없는 실정이다. 따라서 이 질환을 유발하는 물질을 철저히 차단하는 것이 치료의 가장 좋은 방법이다.

담요나 양탄자에 기생하는 집먼지 진드기를 제거하고 찬 공기나 급격한 온도 변화, 담배 연기, 방향제, 스프레이 등을 피하는 것이 좋다.

만약 증세가 심해 병원 치료가 불가피하면 환경개선과 함께 약물요법을 실시한다.

양방에서는 알레르기의 원인을 체내 침입한 세균이나 바이러스에 대한 방어 작용, 즉 면역 기능의 일종으로 보고 항알레르기제나 항히스타민제를 사용하고 있다. 그러나 항스타민제는 재발이 잦고 졸음이 오는 등의 부작용이 있다.

코에 뿌리는 국소용 스테로이드를 사용하면 증세가 호전되기도 하지만 이를 오래 사용하면 오히려 축농증을 유발할 수 있기 때문에 2주 이상 사용하면 안된다.

코막힘이 심할 경우 레이저 수술을 시행하기도 하는데 이는 통증과 출혈이 적고 회복이 빠르다는 장점이 있다. 최근 들어 '코블레이터'를 이용한 코막힘 제거 수술이 인기이다. 코블레이터란 저온의 고주파를 이용한 수술기구로,

예민해진 콧속 점막을 지져 굳은 살로 만드는 수술법이다.

한방에서는 바이콤, 허브스티머, 전기침과 레이저, 향기요법 등 물리요법과 소청룡탕 등을 이용한 약물요법으로 알레르기 비염을 치료한다.

코침을 놓고 약침 요법으로 코 주위 경혈에 약물을 직접 삽입하면 효과를 극대화할 수 있다. 침과 레이저 치료는 1주일에 1~2회 정도로 2~3개월 가량 받으면 증상 개선에 도움을 준다.

한방에서는 알레르기의 기본 개념을 체질 변화에 따라 생기는 이상 증상으로 보기 때문에 시간이 더 소요되더라도 체질 개선을 통한 근본 치료에 역점을 둔다.

코 알레르기를 가볍게 여겼다가는 축농증으로 악화, 더 큰 고통을 주기 때문에 조기 치료가 무엇보다도 중요하다.

급성일 경우 증상이 몇 주간 계속되다가 없어지기 때문에 치료가 다

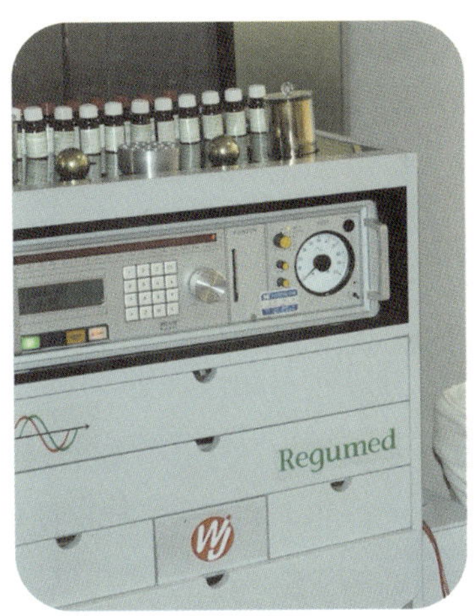

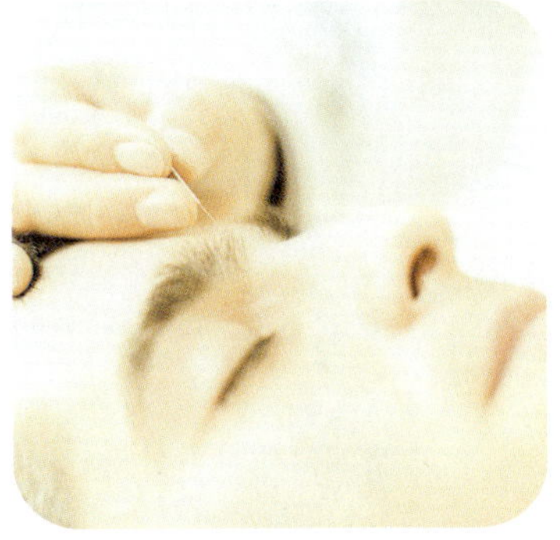

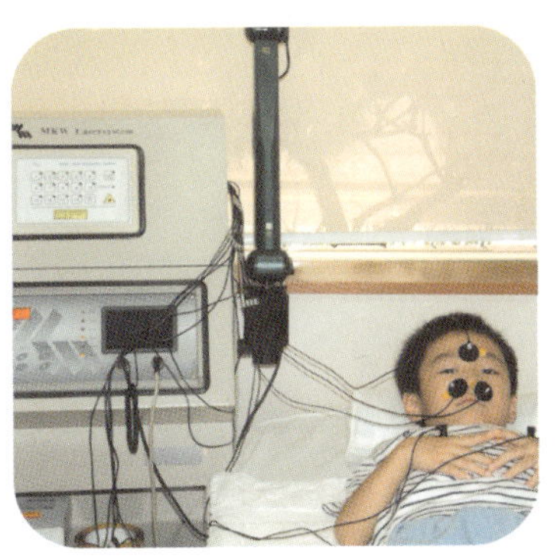

된 것으로 착각하기 쉽지만 매년 비슷한 시기에 또 다시 나타나 환자를 괴롭힌다는 점에서 적극적인 치료가 필요하다.

"병은 스스로 만든다"라는 말이 있듯이 어떤 병이 초기에 나타나면 그 단계에서 완전히 근절해 버려야 한다. '이 정도면 되겠지' 하고 중간에서 치료를 그만 두면 나중에는 치료에 더 많은 시간이 소요된다.

증상이 나타나지 않는다고 치료가 다 된 것은 아니며 이 때 복용을 멈추거나 치료를 중단하면 병은 약에 대한 저항력을 기르면서 더욱 깊어질 수 있으므로 그 후의 치료를 더욱 힘들게 만들 수 있다.

일단 증상이 소실되었더라도 2~3개월간은 약을 더 복용하여 재발 없이 완치할 수 있도록 하는 것이 중요하다.

1) 체력항진

알레르기 비염의 원인이 되는 항원은 진드기, 곰팡이, 꽃가루 등 일상 생활 환경의 가까이에 있는 것들이다.

이러한 항원의 발생을 예방하거나 제거하여 피할 수 있으면 좋겠지만 너무나 우리 가까이 있어 생활 환경으로부터 완전히 배제하는 것은 상당히 어려운 일이다.

따라서 심신을 단련하고, 스트레스로 자칫 흩어지기 쉬운 자율신경계 기능을 정상적인 리듬으로 만들도록 적당한 운동을 해야 한다. 그래야 원인항원이 몰려와도 이길 수 있는 것이다.

단련 방법으로는 태극권, 명상, 좌선, 체조, 무도, 배드민턴, 조깅, 건포마찰, 냉욕, 수영, 온욕과 냉욕의 교차법, 사우나욕 등이 있다. 하지만 각자의 체질에 따라 적합·부적합이 있으므로 자신에게 맞는 방법을 찾아야 한다.

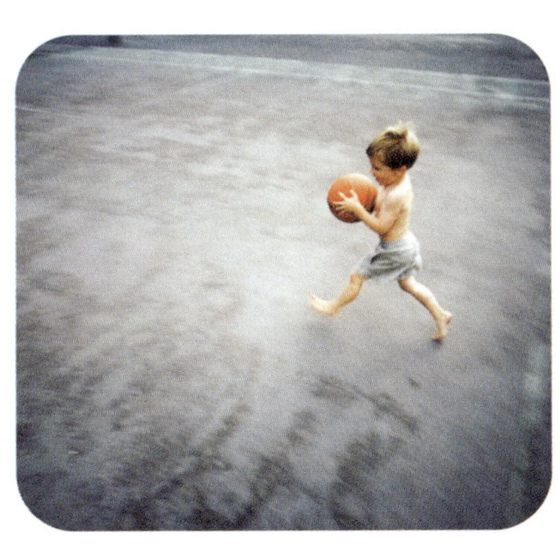

예를 들어 수영과 냉욕은 한증, 습증(추

위와 습기가 침범하기 쉬운 체질)이 있는 사람은 피하는 편이 좋다.

평소에 신체를 튼튼히 하는 것이 가장 중요하므로 겨울이라고 옷을 너무 두껍게 입지 말고 규칙적인 운동을 하는 것이 중요하다.

2) 환경

① 수면부족, 고민, 과로 등을 피한다

모든 병이 다 그렇지만 알레르기도 피로, 수면 부족, 고민 등과 간접적으로 연관이 되어 있다.

코 알레르기는 폐에 열이 많고 신장 기능의 악화로 인한 것이므로 몸의 균형을 깨지 않게끔 해야 한다. 운동을 해서 체력을 증진시키면 코 점막의 저항력을 더욱 키울 수 있는데 이 때의 필수 조건은 운동을 즐거운 마음으로 해야 한다는 것이다.

② 온도변화에 주의한다

코 알레르기는 추운 날, 일교차가 심한 날, 갑자기 추워질 때 심해지는데 몸이 냉하고 다리가 시리고 저린 사람이 이러한 원인으로 악화되는 수가 많다. 특히 목욕할 때 더웠다가 갑자기 추운 곳으로 나오는 것은 피하도록 한다.

③ 자주 청소한다

집 먼지 1g중에 보통 진드기가 1,000마리 정도 있는데 청소를 자주 하면 거의 없어진다. 특히 진공 청소기를 사용하는 것이 간편하고 효과적이다. 청소는 정성껏 천천히 하고 돗자리는 결을 따라서 닦아 주고 카펫은 가끔 물 청소를 하는 것이 좋다.

청소할 때에는 창문을 활짝 열어 진드기가 날아가게 하며 먼지떨이는 사용하지 않도록 한다. 대신 물걸레질을 자주 한다. 코 알레르기가 있는 사람은 청소할 때 반드시 마스크를 하고 가끔 맑은 공기를 쐬도록 한다.

④ 이부자리를 자주 말린다

진드기는 직사광선이 비치지 않는 따뜻하고 습한 곳에서 가장 잘 번식한다. 이부자리에 자외선이 닿으면 표면에 있던 진드기는 곧 죽어 버리므로 가능한 한 자주 말린다. 말린 후 잘 두드려 진드기 사체나 배설물 등의 항원을 없애고 먼지를 떨어주는 것이 좋다.

제철이 아니어서 이불장에 오래도록 넣어져 있는 이부자리도 가끔씩 말리고 옷장을 자주 청소하는 것을 잊지 않도록 한다.

이부자리를 미리 깔아 놓아 먼지나 진드기가 떠돌아다니지 않도록 한다.

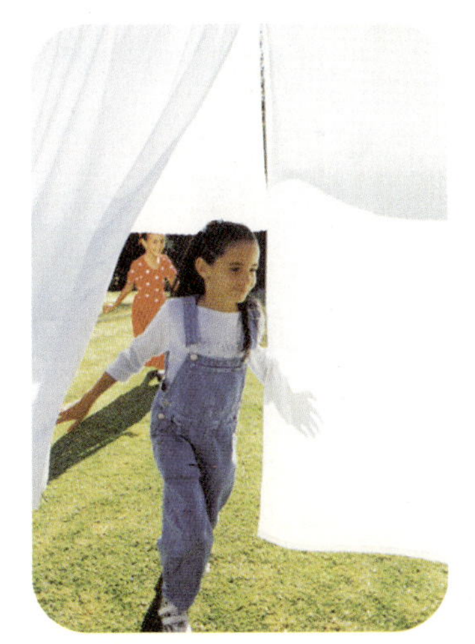

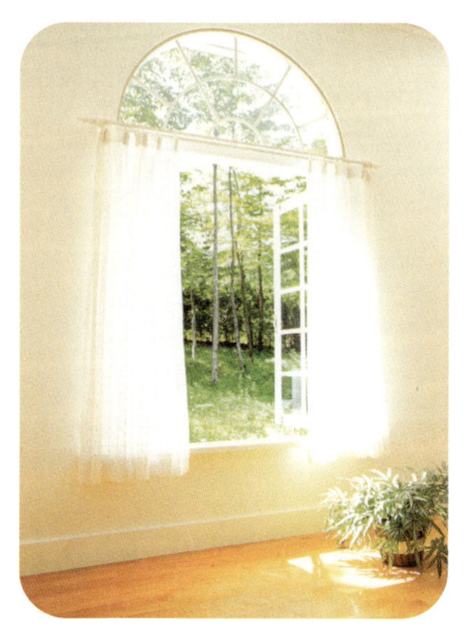

⑤ 통풍에 신경 쓴다

습도가 낮아 건조한 곳에서는 진드기가 살기 어렵다. 맑은 날에는 집안의 창을 모두 열고 습도가 높은 욕실의 창, 하수구, 배수구, 신발장 등도 통풍시키거나 햇볕에 쬐도록 한다. 장마철에는 진드기와 곰팡이의 번식이 잘되므로 유의해야 한다.

⑥ 카펫을 사용하지 않는다

최근 아파트나 주택의 거실에 카펫을 많이 사용하고 있다. 겨울에 카펫을 까는 것은 따뜻한 감이 있어 좋으나 카펫에는 먼지가 잘 붙고 진드기나 곰팡이 등이 많이 서식하므로 집안에 알레르기 비염이나 알레르기 천식 환자가 있는 경우에는 사용하지 않도록 한다.

⑦ 음식도 조심해서 먹는다

돼지고기, 닭고기, 콩, 달걀, 우유, 라면 등은 알레르기의 항원이 되기 쉬우므로 절제하고 과식하지 않도록 조심한다. 어패류, 견과류, 야채류, 해조류 등을 위주로 먹고 기름기가 많은 육류는 적게 먹는 것이 좋다.

⑧ 애완 동물을 키우지 않는다

개, 고양이, 새의 깃털이 알레르기의 항원이 되는 수가 있고 이들이 떨어뜨린 때는 진드기의 먹이가 된다.

그러므로 되도록 집안에서는 동물을 키우지 않는 것이 좋다.

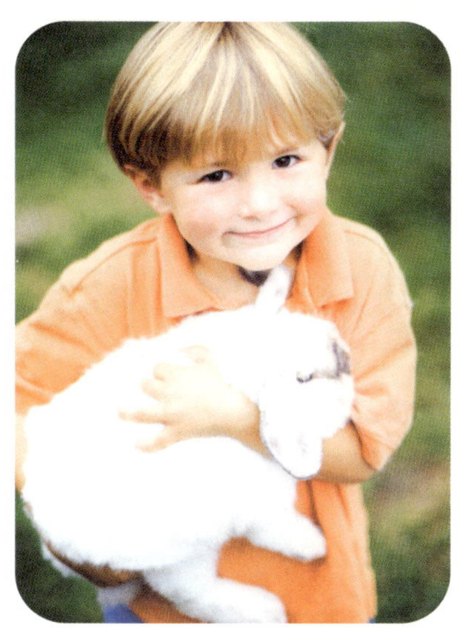

코 알레르기 치료를 위한 몇 가지 민간요법을 소개하면 다음과 같다. 지속적으로 외용하거나 복용하면 좋은 효과를 얻을 수 있다.

1) 외용법

■ 무즙

코가 막혀서 답답할 때 무즙은 코를 뚫는데 효과가 있다. 너무 맵지 않은 무를 갈아 즙을 낸 다음 성냥개비 끝에 약솜을 감아 즙을 적셔 하루에 2~3번 코 안에 바르면 효과를 볼 수 있다.

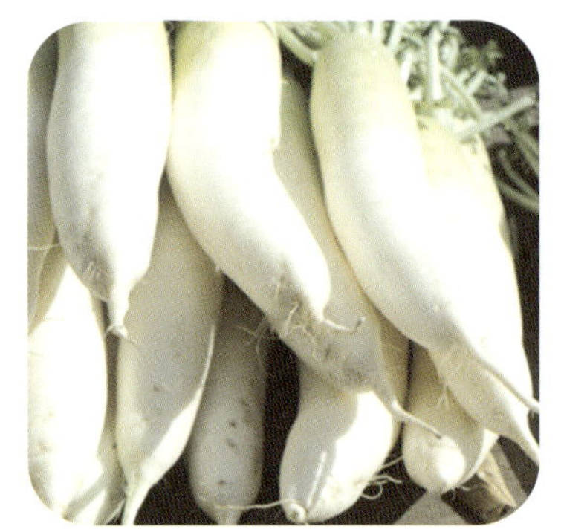

■ 석창포, 주엄나무가시(조각자)

코가 막혔을 때 석창포와 주엄나무가시를 각각 같은 양의 가루를 내어 천에 4g 정도 싸서 코 안에 넣고 40분~1시간 정도 반듯하게 누워 있으면 막힌 코가 뚫린다.

■ 파즙

코가 막힐 때 파의 아래 흰부분을 잘 갈아서 그 즙을 직접 코에 떨어뜨리거나 탈지면에 묻힌 것을 넣어 두면 금방 뚫린다. 그러나 파는 자극성이 강하므로 조금씩 여러 차례로 나누어서 사용하는 것이 좋다.

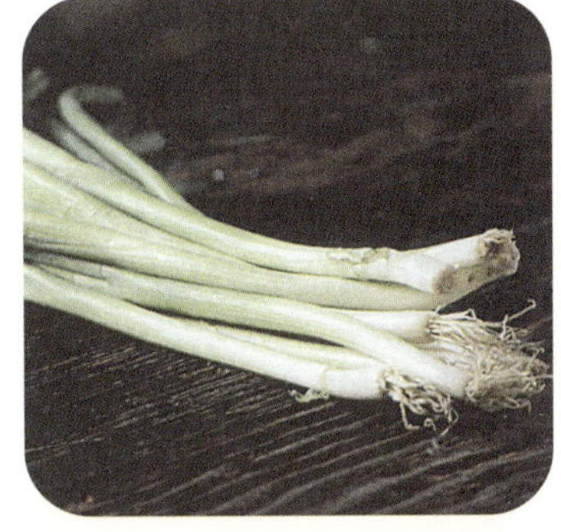

■ 생강

재채기가 멈추지 않을 때 생강즙을 5~6방울 떨어뜨린 미지근한 탕을 코로 빨아들인 후 입으로 뱉는 것을 5~6회 반복하면 재채기가 멈춘다.

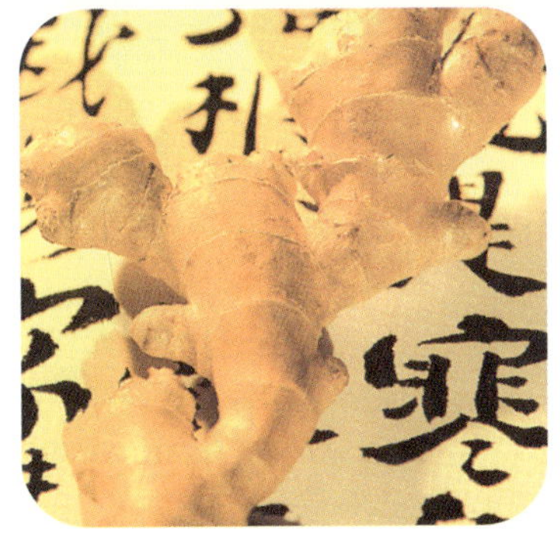

■ 현삼

신선한 것을 찧어 즙을 내어 코 안에 바르거나 햇볕에 말려 가루낸 것을 코 안에 뿌려주면 염증을 가라앉히는 효과가 있어 비염, 인후두염, 입안염, 상기도염 등에도 널리 쓰인다.

■ 마늘 구이

봄철 공기 중에 떠다니는 꽃가루는 눈이나 코를 통해 체내로 들어가 알레르기를 일으킨다. 이때 마늘을 구워 콧속에 넣는다. 속껍질까지 깨끗하게 벗긴 마늘을 콧속에 들어갈 수 있는 크기로 자른 다음

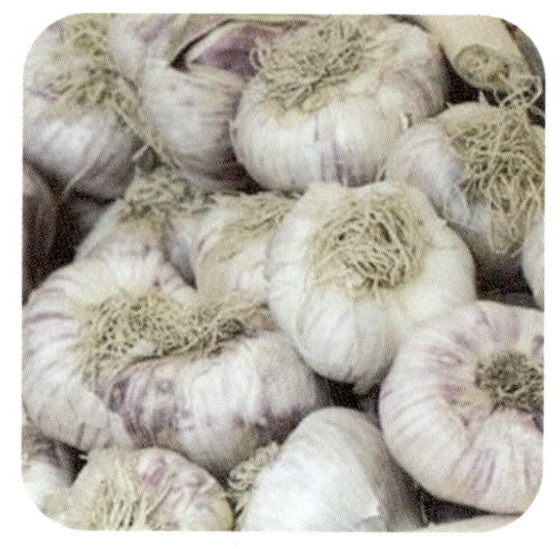

기름을 두르지 않은 프라이팬에 타지 않게 굽는다. 마늘이 구워지면 따뜻한 정도로 식혀 코에 1분 정도 넣어두었다가 빼는 것을 수시로 되풀이한다. 하루에 3~4회, 1회에 1분씩 3일 정도 계속한다.

2) 음용법

■ 감자와 양파 삶은 물

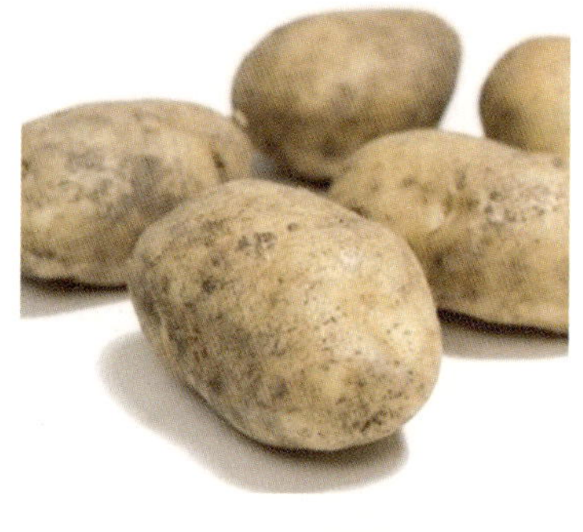

감자와 양파에 물을 넉넉히 붓고 약한 불에서 삶아 그 물을 하루 3회, 공복에 따뜻하게 마신다. 감자와 양파 삶은 물을 3개월 정도 지속적으로 마시면 체질 개선에 큰 효과를 볼 수 있다.

■ 미나리 생즙

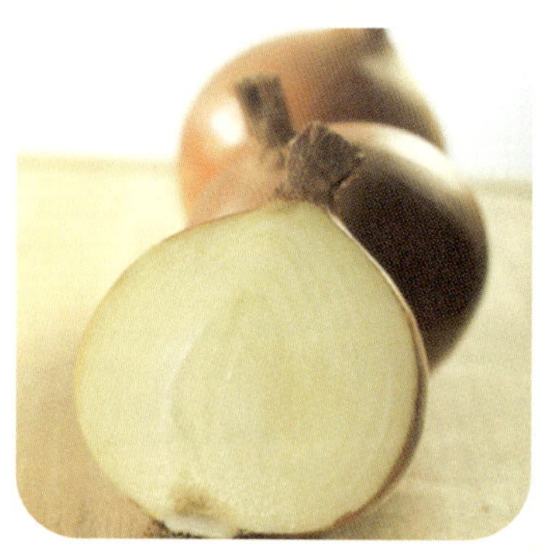

미나리는 식욕증진, 이뇨, 혈압강하, 해독작용이 뛰어나다. 생선에 의한 알레르기 현상으로 두드러기가 나면서 가려움증이 있을 때 미나리 생즙을 마시면 진정 효과가 있다.

신선한 미나리 한 단을 준비해 뿌리를 자르고 맑은 물에 깨끗이 씻어 물기를 완전히 뺀다. 분마기에 물기를 뺀 미나리를 찧어 거즈에 거른 다음 즙을 받는다. 즙을 냉장고에 차갑게 두었다가 반을 마시고, 반은 거즈에 적셔 두드러기가 난 부위에 냉찜질하면 빠른 효과를 볼 수 있다.

■ 복숭아 끓인 물

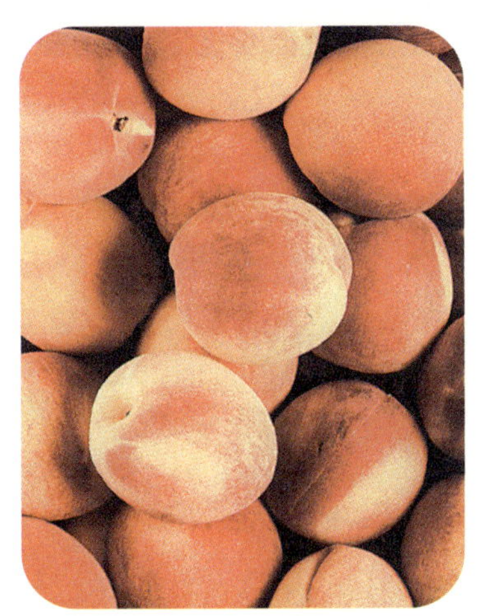

복숭아는 여름철에 즐겨 먹는 과일이지만, 복숭아에 있는 털이 알레르기 증세를 일으키는 경우가 많이 있다. 복숭아의 털을 만지거나 보기만 해도 가렵거나 붓고 또는 털을 깨끗이 닦았는데도 복숭아를 먹으면 알레르기가 생기는 특이체질이 있는데, 이럴 때 잘 익은 복숭아를 달여 꾸준히 마시면 체질을 개선할 수 있다.

■ 차조기씨(자소자)

도꼬마리열매(창이자)를 가루로 내어 알코올에 12일 동안 담가서 가라 앉힌 것을 햇빛에 말려 꿀로 반죽한다. 이것을 0.5g 정도의 알약으로 만들어 한 번에 2알씩 하루 3번 2주일 동안 먹는다. 코 안의 염증을 가라앉히는 작용을 하여 만성 비후성 비염에 효과가 있다.

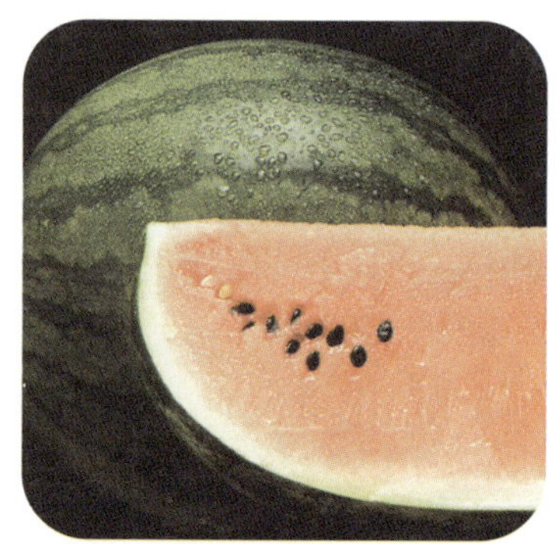

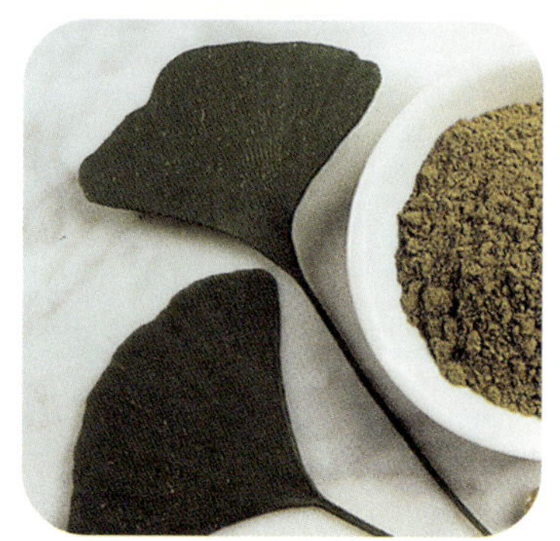

■ 수박 꼭지

코가 막혔을 때 수박의 꼭지 부분을 30g 정도 떼어내서 잘 볶아서 절구로 찧어 가루로 만들어 놓고 하루에 2~4회 정도 마시면 된다.

■ 모란 뿌리껍질(목단피)

한 번에 5~6g을 물에 달여 하루에 1번씩 열흘 동안 자기 전에 먹으면 알레르기성으로 오는 비염에 효과가 있다.

■ 기름에 절인 은행

가을에 신선한 은행을 골라 껍질을 벗기고 유리나 사기 그릇에 담아 콩기름 또는 식물성 기름을 부은 다음 뚜껑이나 랩으로 밀폐해 3개월 정도 저장해 두었다가 아침과 저녁에 1알씩 먹으면 코가 시원해 지는 것을 느낄 수 있다. 기름에 튀긴 것이나 삶아서 익힌 것, 불에 구운 것 등을 매일 꾸준히 먹으면 가래를 가라앉히는 효과도 얻을 수 있는데 날 것은 먹지 않는 것이 좋다.

■ 삼백초

삼백초 생잎 4~5장을 소금에 담갔다가 비벼서 즙이 나오도록 하여 코에 삽입하고 잠시 후에 코를 풀면 코가 많이 나오면서 상쾌해진다. 삼백초를 달여 차로 마셔도 코가 편안해 진다.

■ 간장에 삶은 머위

머위의 잎과 줄기를 잘게 썰어 묽은 간장에 삶아서 반찬을 조리할 때마다 꾸준히 먹으면 코 알레르기 체질 개선에 효과가 뛰어나다.

■ 늙은 호박

호박씨나 호박을 말린 뒤 가루를 내어 티스푼으로 하루에 3숟가락씩 더운물에 타서 마시거나 호박죽으로 쑤어 먹으면 좋다. 늙은 호박의 과육은 인체의 면역력을 높이는 베타카로틴이 많이 함유되 있어 알레르기 반응을 진정시키는 역할을 한다.

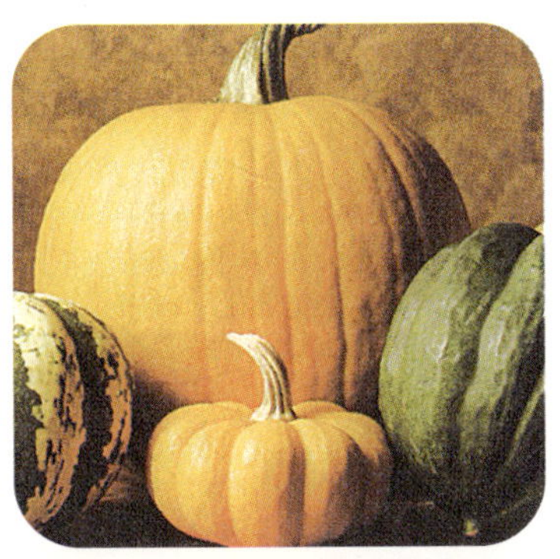

■ 감초와 말린 대추

감초와 말린 대추를 1:7 정도의 비율로 섞어서 달인 후 수시로 마시면 비염이나 코의 염증 완화에 효과가 좋으며 코 점막을 튼튼하게 해 준다.

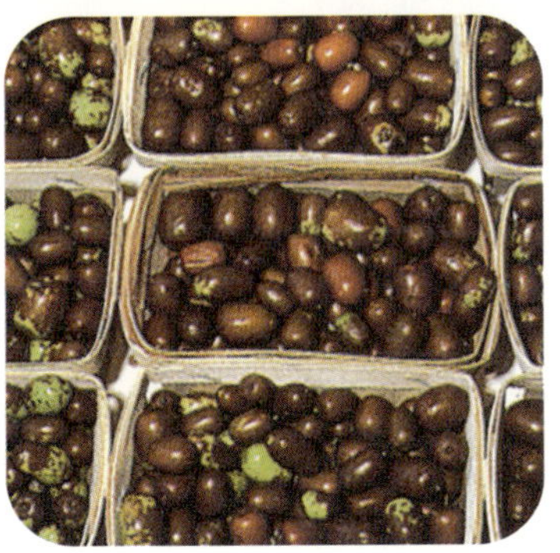

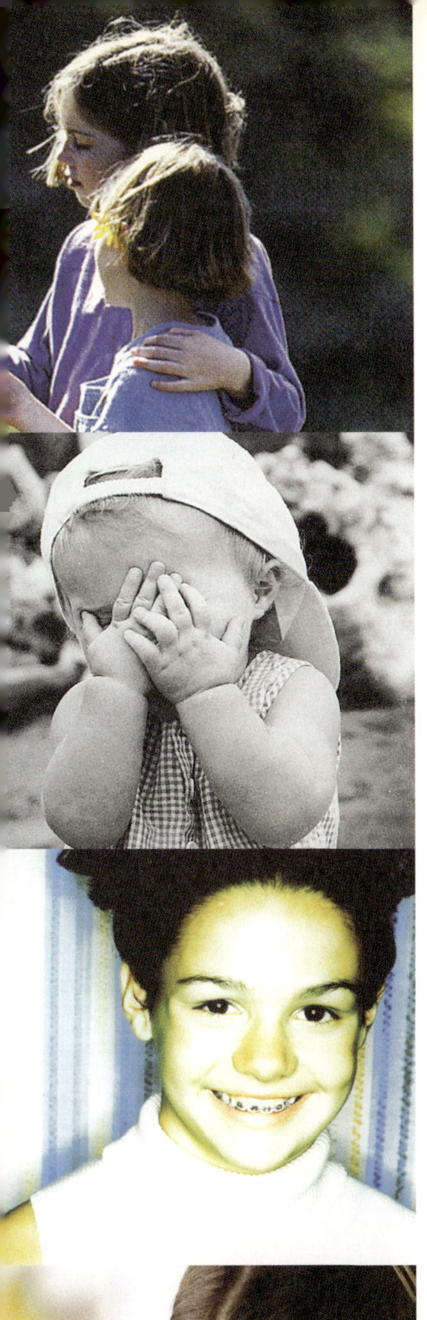

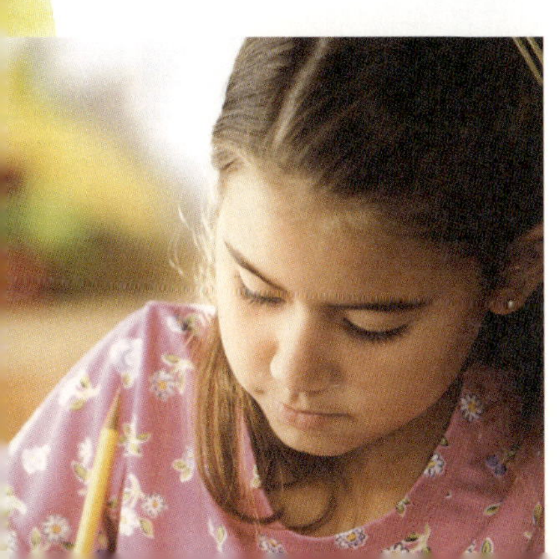

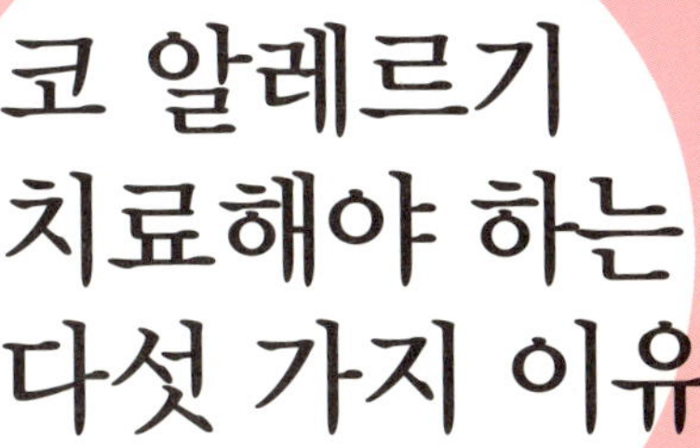

코 알레르기 치료해야 하는 다섯 가지 이유

코가 건강해야 몸이 건강하다는 말도 있듯이 코의 건강은 무엇보다 중요하다. 특별한 감기 증상이 아님에도 불구하고 늘 코막힘을 호소하거나 훌쩍거리며 괴로워하는 아이에게 손수건을 가져다주는 것만으로 안심해서는 안된다.

소아 코 알레르기 질환은 콧물, 코막힘의 괴로운 증상으로 시작해 어린이의 정신과 몸에까지 이상을 가져오기 때문이다. 가볍게 여겼던 코 알레르기 질환은 성장 발육 장애, 학교 성적 하락, 치아 안면이상, 정서불안·소심·난폭 등 성격 장애, 천식·축농증 등 만성병으로 발전할 가능성이 크다.

우리 아이의 코 알레르기를 반드시 치료해야 하는 다섯 가지 중요한 이유를 살펴보면 다음과 같다.

첫째, 코 알레르기가 있는 어린이들은 다른 건강한 아이들보다 성장 발육이 늦기 때문이다.

코 알레르기가 있으면 콧속의 점막에 염증이 있어 코 점막이 늘 부어 있게 된다. 이로 인해 코로 숨을 쉬기가 어렵고 공기의 유입이 나빠져 숙면을 취하기 어렵다.

또 코가 늘 막혀 있어 냄새를 잘 맡지 못하게 되고 그래서 입맛이 없어서 밥을 잘 먹지 않아 영양상태가 나빠져 어린이 성장을 저해하게 되는 것이다.

둘째, 윗치아가 돌출하고 주걱턱이 되는 등 얼굴형에 이상이 오기 때문이다.

코 알레르기가 몇년씩 지속되다 보면 아이들은 코로 숨을 쉬는 비강호흡을 못하고 입으로 숨을 쉬는 구강호흡을 하게 된다. 그로 인해 턱과 입이 비정상적으로 튀어나오게 되고 치아가 들쑥날쑥 하게 되어 치아의 부정교합과 얼굴형이 제 모습이 아닌 주걱턱 등으로 변하게 된다.

셋째, 코 알레르기로 인해 만성 축농증이 되기 때문이다.

알레르기 비염이 오래 되면 염증이 코 주위에 있는 부비동으로 확산되어 부비동에 고름이 생겨 만성 축농증이 된다.

또한 코의 농이 목으로 넘어가 기관지를 자극하여 만성 기침이 생기게 된다. 만성 기침은 점차 천식으로 진행되기도 하는데 고질적인 천식이 되면 낫기도 어렵다.

넷째, 지능이 저하되고 학교 성적이 떨어지기 때문이다.

코 알레르기가 있으면 머리가 무겁고 아파서 집중력이 떨어지고 기억력도 감퇴된다. 그렇기 때문에 초·중·고등학생들이나 수험생들은 공부에 지장을 받아 학교 성적이 떨어진다. 코가 건강해야 맑은 머리로 공부할 수 있고 집중력도 높아져 성적도 오르게 되는 것이다.

다섯째, 성격이 삐뚤어지고 대인 관계가 원만하지 못하기 때문이다.

콧물, 재채기, 코막힘으로 주위가 산만해지면서 침착성 상실로 부모들의 기대감을 충족시키지 못하고 전혀 엉뚱한 방향으로 나갈 수 있다. 또한 학교 선생님이나 부모의 말을 잘 듣지 않고 난폭하고 반항적인 아이로 변할 수 있다. 반대로 소심해지고 우울한 성격이 되기도 한다. 그리고 사람들 앞에 자신있게 나서지 못하고 피하게 됨으로 대인관계가 원만하지 못하다.

그러므로 알레르기 체질이라고 판명되는 어린이의 경우 적극적인 치료와 부모의 더욱 많은 관심과 사랑이 필요하다.

이렇게 코가 건강하지 못하면 여러 가지 복합적인 합병증이 나타나며 2세에게도 유전됨으로 코 질환은 무엇보다 조기에 치료를 해 주어야 한다.

키가 자라지 않는 원인에는 여러 가지가 있다.

몸 속에 열이 있으면 몸의 진액을 마르게 해서 성장 장애를 초래하는데 비염, 천식, 태열, 축농증 등의 알레르기 질환은 속열이 많은 질환이다.

그리고 비뇨기, 생식기, 내분비기와 관계있는 신장이 허약하면 호르몬 기능이 약화되는데 그렇게 되면 성장호르몬이 결핍되어 성장 장애가 초래된다.

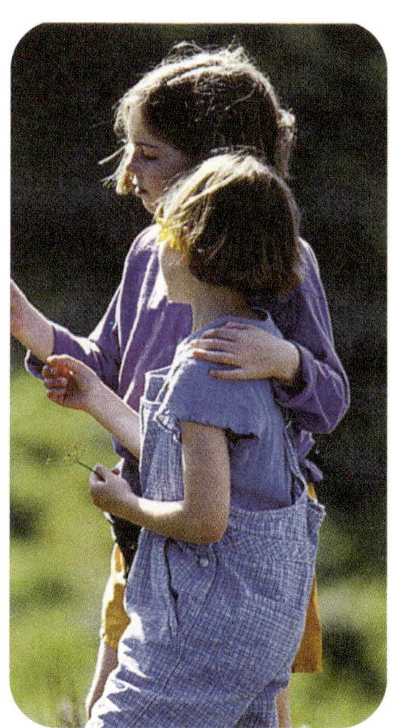

또한 아무리 좋은 음식도 소화, 흡수를 제대로 시키지 못하면 성장의 밑거름이 되지 못한다. 소화기가 약한 아이는 잘 체하거나 복통, 구토, 설사, 변비, 식욕부진 등의 증상이 자주 나타난다.

'심(心)이 약한 아이' 또한 잘 크지 않는다. 한방에서 심(心)은 무형의 정신 신경계를 가리킨다. 이런 아이는 겁이 많고 잘 놀라며 소심하고 정에 약하다. 또한 불안, 초조, 긴장 등의 증세가 자주 나타나는 경향이 있고 깊은 잠을 자지 못한다.

아이들은 잘 때 크게 된다.

흔히 성장기에는 낮이나 밤이나 관계없이 키가 자란다고 생각하기 쉽지만 미국의 위스콘대의 노먼윌스먼 박사가 실시한 실험결과에 따르면, 뼈는 하루 24시간 쉬지 않고 자라는 것이 아니라 잘 때와 쉬는 동안에만 자란다고 한다.

노먼윌스먼 박사는 양의 정강이뼈에 미니센서를 심어 관찰한 결과를 미국의 [소아정형외과 저널]에 발표했다. 양의 뼈는 서있거나 돌아다니는 동안에는 거의 자라지 않았고, 잠을 자거나 누워서 쉴 때 90%이상 성장했다고 한다.

아이들이 자다말고 다리가 아프다고 호소하는 성장통 역시 뼈가 밤에 자란다는 사실을 뒷받침하는 것이라 볼 수 있다. 이로써 아이들이 하룻밤 새 쑥쑥 자란다는 우리 옛 어른들의 말씀이 과학적으로 입증된 셈이다.

코에 이상이 생기면 기도가 좁아져서 호흡량이 줄고 또한 낮에 활동할 때보다 밤에 코가 더 막히는 경우가 많은데 코가 막히면 깊은 잠을 자지 못하고 자주 깨게 된다.

깊은 잠이 들었을 때 뇌하수체에서 성장호르몬이 분비되는데 잠을 설치니 성장에 방해를 받는 것이다.

또한 골고루 잘 먹어야 큰다. 결식, 편식 등으로 영양상태가 좋지 않으면 성장호르몬이 아무리 많이 분비되어도 성장에 도움이 되지 않는다.

 코 건강한 아이가 키도 쑥쑥 크는 이유

그런데 코 알레르기나 축농증 등에 의해 코막힘이 심해지면 음식 냄새를 잘 맡지 못하고 냄새를 맡지 못하면 자연히 식욕이 떨어지게 된다. 식욕이 없어진 어린이들은 밥투정을 하고 밥을 먹기 싫어하므로 영양 상태가 나빠진다. 잘 먹어야 클텐데 먹지 않으니 발육에 지장을 주는 것이 당연한 것이다.

3

코를 치료하면 키도 쑥쑥

초등학교 5학년인 H는 자기 반 45명 중에서 두 번째로 키가 작다. 엄마, 아빠 모두 알레르기가 있고 어려서부터 코 알레르기와 천식, 아토피로 인해 콧물, 코막힘, 기침, 몸 가려움증 등으로 늘 고생을 했다.

그러는 가운데 다른 어린이들보다 발육이 뒤떨어져서 늘 작은 축에 들었다. 부모는 보통 키인데 H는 좀처럼 키가 자랄 기미가 보이지 않았던 것이다.

필자는 발육 불량의 원인이 코 알레르기의 코막힘에 있다고 진단한 뒤 1년 동안 꾸준히 코 알레르기 약과 발육을 촉진시키는 녹용 등을 첨가해서 복용하게 했다.

그 결과 코 알레르기가 완치된 것은 물론이고 중학교 3학년인 지금은 키가 172㎝로 보통 키의 청소년으로 성장했다.

12세의 K양은 2004년 2월 초진 당시 142cm로 12세의 평균키인 154cm보다 12cm가량 작았다.

늘 감기에 걸려 코가 막히고 콧물이 목 뒤로 넘어가는 등 코 증상이 심했고 비염이 만성화되어 축농증이 되었다.

K양은 코 점막 부종, 기침, 가래가 심했고 머리가 늘 아파서 공부에 취미가 없고 산만하여 학교 공부도 제대로 하지 못하고 있을 뿐 아니라 코막힘으로 입맛이 없다보니 키

가 잘 자라지 않아 또래 아이들보다 많이 작았던 것이다.

필자는 소청룡탕에 녹용을 첨가하여 복용하게 하였다. 1년 후 비염과 축농증 증상이 소실되었을 뿐만 아니라 20cm이상 성장하여 치료 1년 4개월이 지난 2005년 6월에는 163cm로 13세 평균치 158cm보다 5cm정도 더 커졌다.

이 사례에서도 알 수 있듯이 어린이의 경우에는 코 알레르기가 발육 불량의 원인이 될 수도 있으므로 반드시 초기부터 적극적으로 치료를 해나가야 한다.

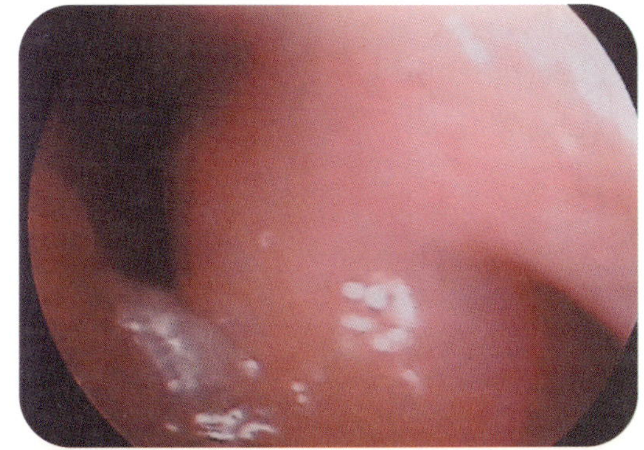

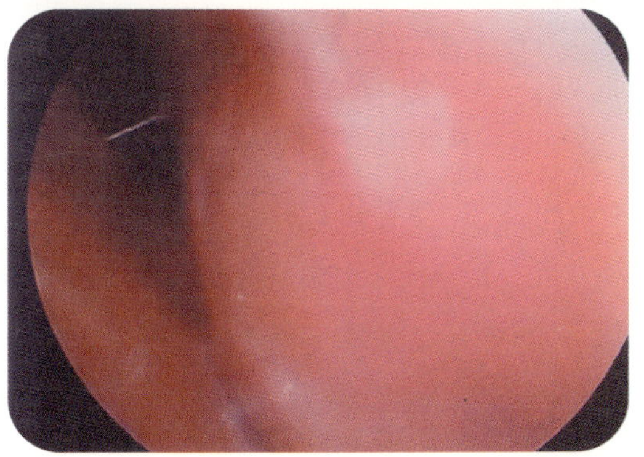

치료 전(위) 치료 후(아래)

4

친구보다 20cm 작은 아이

12살인데 키가 136㎝정도밖에 되지 않는 남자 아이가 내원하였다. 이 아이는 늘 코가 막혀 있고 잘 때 입을 벌리고 잔다고 했다. 그리고 밥을 잘 먹지 않아 밥을 떠 먹여 줄 때도 있고, 아이스크림, 라면, 피자, 햄버거, 콜라, 떡볶이 등 간식과 찬 음료수, 패스트푸드를 좋아한다고 했다.

12살의 남자 아이 표준 키는 156㎝이다. 그러므로 이 아이는 보통 같은 또래의 친구 아이들보다 20㎝나 작은 것이다.

골고루 잘 먹어야 잘 큰다. 영양상태가 좋지 않으면 키가 클 수 없다. 아이들은 먹는 만큼 크는 것이다. 그리고 잠을 잘 자야 한다.

잘 먹는 것과 잘 자는 것이 무엇보다 성장 발육에 중요한 역할을 한다. 그런데 코 알레르기나 축농증 등에 의해 코막힘이 심해지면 음식 냄새를 잘 맡지 못한다. 그러면 자연히 식욕이 떨어지게 된다. 그래서 코 알레르기가 있는 아이들이 밥투정을 하고 밥을 먹기 싫어하는 것이다.

또한 낮에 활동할 때보다 밤에 코가 더 막히는 어린이가 많은데 코가 막히면 자연히 입을 벌리고 구강호흡을 하게 된다. 코가 막히면 깊은 잠을 자지를 못하고 자주 깨게 된

다. 그러므로 잠을 충분히 자지 못하
여 성장에 지장을 받게 된다.

　무엇보다도 키가 크기 위해서는 코
알레르기나 축농증 치료가 중요하다.
치료에는 소건중탕에 소청룡탕을 합
하여 쓰면 발육과 코 알레르기 치료
에 도움이 된다.

　이 아이는 치료 후 밥도 잘 먹고 키
도 빠른 속도로 자랐다.

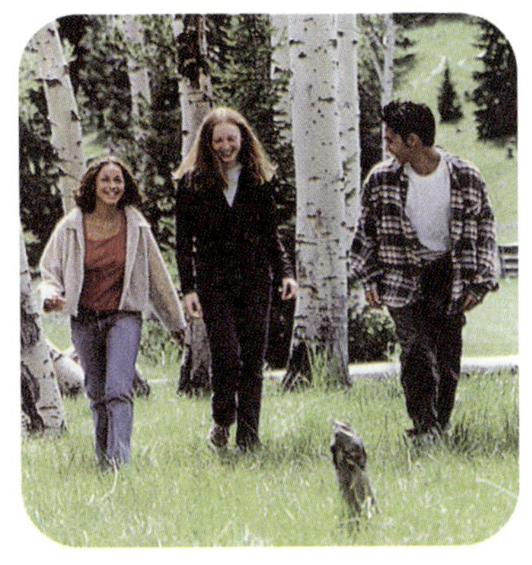

윗치아 돌출·주걱턱 등 얼굴형 이상

코 알레르기가 몇 년씩 계속되다 보면 아이들은 코로 숨을 쉬는 비강호흡을 못하고 입으로 숨을 쉬는 구강호흡을 하게 된다. 이렇게 되면 턱과 입이 비정상적으로 튀어나오게 된다. 치열이 고르지 못하게 되고 들쑥날쑥 나온 치아로 인해 얼굴형이 이상하게 변형되기 쉽다.

부정교합을 일으키는 결정적 요소는 골격적 이상이다. 즉 악골의 발육부전이나 과대성장 등으로 인하여 상하악골 간의 균형이 깨어져 부정교합을 일으키는 경우가 대부분이다. 이에 따라 근육의 기능장애뿐만 아니라 만성 두통, 안구의 통증, 귀의 통증, 전신적인 장애 증상과 특히 악관절의 기능장애 등을 동반하는 경우가 허다하다.

부정교합의 경우 음식물을 씹는 기능이 떨어지는 것은 말할 것도 없고 정확한 발음에도 지장을 준다. 심할 경우 말을 할 때 침이 튀어나와 상대방을 불쾌하게 하는 수도 있다.

뻐드렁니의 경우 자신은 화를 내지 않았는데도 다른 사람의 눈에는 화를 내고 있는 모습으로 보일 것이다. 이런 용모상의 결함이 커 자라나는 아이에게 미치는 정신적인 영향은 치명적이다. 아이에게 열등감을 가져오고 사교성을 잃게 할 수도 있다.

　일반적으로 부정교합은 치아
의 배열만 불규칙한 경우와 턱
뼈의 발육 이상으로 발생된 턱
뼈의 기형인 경우로 구분할 수
있다.

　치아의 배열만 불규칙한 경우
는 치료하지 않고 방치하면 충
치, 잇몸 질환 등이 발생하게 되
므로 치열 교정 치료를 받는 것이 바람직하다.

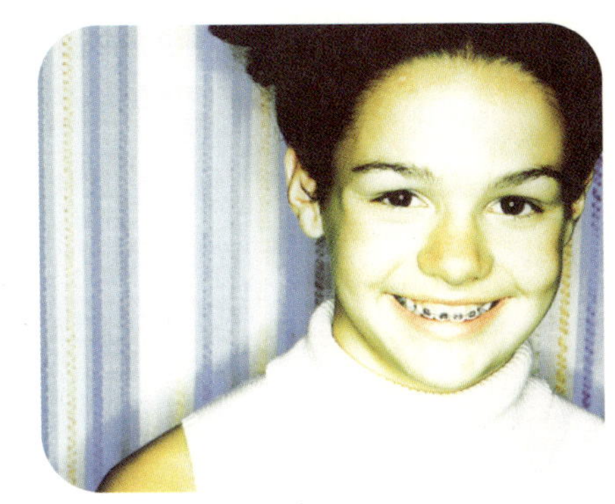

　턱뼈의 기형이 있는 경우는 얼굴 모양 전체에 불균형을 초래하여
환자 본인이 자신의 외모에 대하여 열등감을 가질 수 있다. 특히 청
소년기에는 심리적 문제를 일으킬 수도 있고 또한 턱관절 부위에 이
상을 일으켜 만성적인 턱 관절염을 유발할 수도 있으므로 턱교정 수
술을 하여 치아 및 턱의 형태와 위치를 바로잡아 주어야 한다.

　그리고 최근에는 미적인 요인을 중시하는 경향이 있어서 혼기를
앞둔 미혼여성이나 원활한 사회생활을 위해 남에게 혐오감을 주지
않으려는 젊은이들이 교정을 많이 한다.

　교정치료는 심미적인 것뿐만 아니라 기능적인 면에서도 중요하다.
씹는 기능이 약화되면 이로 인해 소화기능이 크게 떨어지고 음식물
섭취에도 지장을 주므로 신체발육 장애 및 정서적으로도 불안감을
일으키는 등 정신적인 장애를 초래한다.

　교정치료는 10대에서 30대까지 가능하며, 적절한 시기에 치료를
빨리 해 주는 것이 좋다.

구강호흡으로 부정교합 발생

요즘 10세 전후의 초등학생들이 치아교정을 위해 교정장치를 끼고 다니는 것을 흔히 볼 수 있다. 치열교정을 받는 사람들은 주걱턱, 뻐드렁니, 덧니 등과 같은 부정교합이다. 어린이 치아교정의 경우 90%가 부정교합이라고 볼 수 있다.

부정교합의 원인은 유전적인 것과 개인의 체질, 출생 후 주위환경 등에 의한 후천적인 것이 있다.

"젖니를 영구치로 갈 때부터 우리 애 치아가 이랬던 것 같습니다. 코로 숨을 잘 못 쉬어서 자꾸 입으로 숨을 쉬었어요. 요즘도 가끔 그럽니다."

초등학교 3학년인 S양의 엄마는 의자에 앉자마자 이야기했다. 외모에 예민한 여학생인 만큼 S양은 앞으로 튀어나온 치아 때문에 친구들과 노는 것도 싫다고 하며 의기소침해 있었다.

S양은 알레르기 비염을 앓고 있었기에 구강호흡이 습관이 되어, 그로 인해 부정교합이 발생한 케이스였다.

부정교합의 발생을 예방할 수 있는 가장 중요한 시기는 젖니를 영구치로 갈게 되는 시기로서 만 6~12세이다.

이 시기에 적절한 치과 검진으로 부정교합을 예방하지

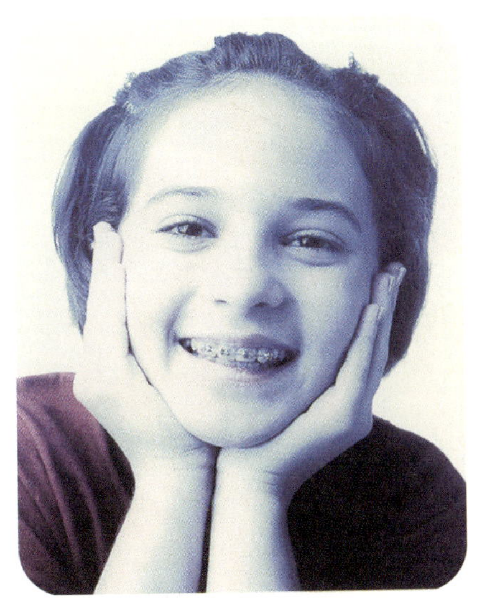

못하면 단순히 치아 배열이 고르지 못하게 되는 것이 아니라 부정교합으로 인하여 얼굴이 삐뚤어질 수도 있고 이로 인해 턱관절에 관절염이 발생할 수도 있다.

젖니는 영구치로 교체되기 전, 자칫 소홀하기 쉬우나 젖니는 영구치로 교환될 때까지 턱뼈의 발육이 정상적으로 이루어지도록 하는 역할을 하므로 충치가 생기지 않도록 주의해야 한다. 영구치가 가지런한 치아배열을 이루게 하려면 젖니를 잘 관리해야 한다.

또한 알레르기 비염이 있는 어린이는 구강호흡으로 인한 부정교합이 발생하지 않도록 치료를 서둘러야 한다.

7

부정교합으로 목·어깨 통증, 대인 관계 지장

치아는 크게 세 가지 기능을 한다. 그 첫 번째가 음식물을 씹는 저작(咀嚼)이다. 두 번째가 대화가 가능하게 하는 발음이다. 마지막으로 첫 인상을 결정짓는 미용기능이다.

건강한 성인은 모두 32개의 치아를 가진다. 이 중 일부의 치아라도 잃으면 사회생활에 큰 어려움을 겪게 된다.

상실된 치아를 떠받쳐온 주변 치조골이 없어진다면 얼굴 길이가 짧아질테고 주름이 많아지며 입 주위가 함몰된다. 그로 인해 대인관계가 원만하지 못할 것은 두 말 할 것도 없다. 그리고 앞니가 빠지면 발음이 새고 부정확해진다.

또 치아가 상실되면 음식을 잘 씹지 못하게 된다. 그렇게 되면 건강, 수명에 직접적인 영향을 미친다. 무엇보다 영양장애가 우려된다.

정상교합도 관리를 제대로 못하면 위와 같은 일이 일어나는데, 부정교합은 어떠하겠는가?

부정교합이 어떤 악영향을 미치는지에 대해 알아보자. 빠른 이해를 돕기 위해 사례 하나를 들까 한다.

2주 전 일이다. 목, 어깨에 심한 통증을 느껴 내원한 환자, K씨의 경우이다. K씨는 서른 중반의 남자로 컴퓨터 프로그래머로 일하고 있었다.

"요즘 목과 어깨가 심하게 아픕니다. 편두통도 있구요."

그는 부정교합이었다. 윗니와 아랫니의 맞물림이 나쁘면 아래턱이 앞, 뒤, 옆으로 튀어나오는 등 위치가 바뀌게 된다. 이 결과 목뼈가 비뚤어질 수 있고 이는 목과 어깨에 통증을 부르는 것이다.

목뼈의 비정상은 등뼈까지 휘게 한다. 이 때 머리가 멍해지거나 편두통, 만성 피로가 생긴다. 적잖은 허리, 무릎 통증은 치아에 원인이 있다.

이번에는 어린이 경우를 하나 들까 한다. 어릴 때부터 심한 알레르기 비염을 앓은 J군 경우이다.

"밖에 나가서 놀기가 싫어요. 웬만하면 혼자서 컴퓨터 게임을 해요."

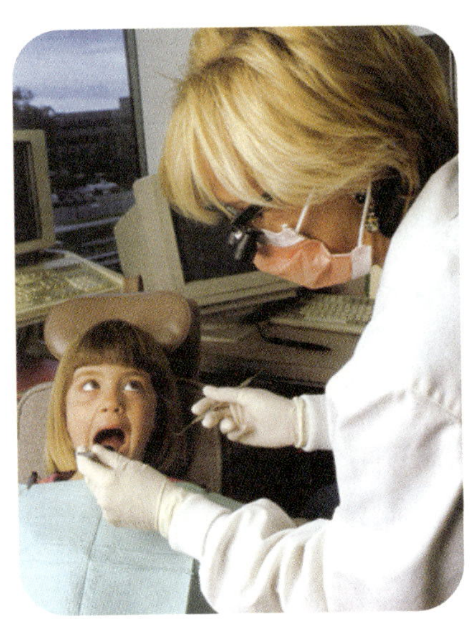

그는 심한 부정교합으로 얼굴 형태가 무척 부자연스러웠다. 부정교합으로 인한 얼굴형태의 부조화는 아이들이 학교에서 친구들과 어울리는 것을 망설이는 주요원인으로 작용한다. 그로 인해 소극적인 교우관계를 가지게 되는 것이다. 성장 후에도 내성적이고 비활동적인 성격을 형성할 우려가 있다.

　J군은 발음도 정확하지 못해 말을 할 때도 자신감있게 이야기하지 못했다. 웬만하면 이야기를 안 하려고 머뭇거리기가 일쑤였다.

　J군에게 필요한 것은 알레르기 비염의 치료도 중요했지만 부정교합을 바로 하는 교정치료가 가장 시급했다. 그래서 치과에서 교정치료를 받도록 권유했다.

　교정을 하는 동안 교정기를 하고 있어서 보기가 흉하고 불편할 테지만 그것을 풀었을 때는 자신있게 웃을 수 있을 것이다.

감기가 자주 걸리는 상태에서 그대로 감기쯤이야 하고 내버려두면 병세가 계속 악화되어 감기가 콧속에 염증이 생기는 급성 비염이 되고, 급성 비염이 만성 비염으로, 만성 비염은 다시 축농증으로 발전된다. 축농증은 콧병의 마지막 종점, 즉 종착역인 셈이다. 사실 만성 축농증으로 발전되면 치료하기는 더욱 어려워진다.

알레르기 비염은 생명과 큰 관계는 없지만 살아가는데 있어서 삶의 질을 떨어뜨리는 아주 귀찮은 질환이다.

기관지 확장증 같은 병이 합병되기도 하는데 기관지 확장증이란 기관지가 군데군데 늘어나 넓어져 있어서 여기에 가래 같은 분비물이 고여서 염증상태를 더 악화시키고 병원균이 자라 항상 누런 가래와 기침이 나오고 숨이 찬 증상이다.

따라서 꾸준히 알레르기 비염을 치료하여 근치시킴으로써 환자에게 증상의 고통과 공포를 덜어주고 만성 축농증, 아토피, 기관지 천식 등의 고질병으로 발전하지 않도록 해야 한다.

2001년 6월, 콧물, 코막힘에 기침 천식 증상까지 있었고, 겨울이면 아토피로 인하여 다리와 접히는 부위가 가렵

8

천식 · 축농증 · 아토피 등 고질병으로 발전

다는 8세의 여아인 K양이 내원하였다.

알레르기 항원검사를 해보니 꽃가루, 집먼지 진드기, 밀가루, 곰팡이균, 동물의 털이 나왔고, 음식물에서는 버섯, 우유, 설탕, 달걀 등이 항원으로 진단되었다.

소청룡탕에 아토피 치료제인 황련, 황백, 치자를 처방하였다.

그 후 2004년 12월 재진 시에 다시 항원검사를 했는데 집먼지 진드기에서만 약간의 항원이 진단되었다.

이렇듯 알레르기는 비염 뿐만 아니라 천식, 아토피까지 발병하게 됨으로 꼭 치료해 주어야 한다.

알레르기 항원 검사

Name : 김66 (2004년 6월 23일)

Pollen 꽃가루	Getreide 곡류	Pilze 곰팡이	Epithelien 상피	Fisch 생선	Obst 과일
Hasel 개암 ✓	weizen 밀	Pilzmix I ✓	Rind 소 ✓	Fischmix I ✓	Apfel 사과
Weide 버들	Roggen 호밀	Pilzmix II ✓	Pferd 말 ✓	Flachmix II ✓	Birne 배
Erle 오리나무 ✓	Gerste 보리	Candida albicans ✓	Hund 개 ✓	생선혼합 II	Erdbeere 딸기
Birke 자작나무	Dinkel (독일산)밀	Alternaria tenuis	Katze 고양이 ✓	Scholle 물고기	Himbeere 나무딸기
Wiesengraser 목초	Hafer 메귀리	Cladosporium	Meerschwein 모르모트 ✓	Makrele 고등어	Stachelbeere 구즈베리열매
Ragweed 융모목초 ✓	Soja 콩	herbarum	Schafwolle 양털 ✓	Lachs 연어	Johannisbeere 구즈베리열매
Wegerich 질경이 ✓	Hirse 기장수수		Gansefedern 거위털 ✓	Hering 청어	Traube 포도
Mais 옥수수 ✓	Buchweizen 밀		Entenfedern 오리털 ✓	Kabeljau 대구	Banane 바나나
Beifub 쑥	Reis 쌀				Pfirsich 복숭아
Gansefub 명아주	Sesam 참깨				Kirsche 버찌
Linde 보리수	Mais 옥수수				Aprikose 살구
Kiefer 소나무 ✓	Hefe 효모				Orange 오렌지
Fichte 독일소나무 ✓	Gliadin (헬로리밀內)				Zitrone 레몬

Insekten 곤충	Genussmittel 기호품	Fleisch 고기	Milch 우유	Gemüse 야채	Ei 계란	Milben 진드기	Nüsse 견과
Biene 벌	Kaffee 커피	Huhn 닭고기	Kuhmilch 우유 ✓	Karotte 당근	Eigelb 노른자 ✓	Hausstaub-Milbe 집먼지 진드기 ✓	Mandel 아몬드
Wespe 말벌	Tee 차	Kalb 송아지	Milchzucker 유설탕 ✓	Kartoffel 감자	Eiklar 흰자 ✓	Mehl-Milbe 밀가루 진드기	Walnuss 호두
Mucke 모기	Kakao 카카오	Lamm 양고기		Zwiebel 양파			Erdnuss 땅콩 ✓
	Honig 꿀	Rind 소고기		Spinat 시금치			Haselnuss 견과류
	Zucker 설탕	Schwein 돼지		Tomate 토마토			
				Bohne 콩			

『코 알레르기 클리닉』영동

알레르기 항원 검사

Name : 김66 (2004년 12월 16일)

Pollen 꽃가루	Getreide 곡류	Pilze 곰팡이	Epithelien 상피	Fisch 생선	Obst 과일
Hasel 개암	weizen 밀	Pilzmix I	Rind 소	Fischmix I	Apfel 사과
Weide 버들	Roggen 호밀	Pilzmix II	Pferd 말	Fischmix II	Birne 배
Erle 오리나무	Gerste 보리	Candida albicans	Hund 개	생선혼합 II	Erdbeere 딸기
Birke 자작나무	Dinkel (독일산)밀	Alternaria tenuis	Katze 고양이	Scholle 물고기	Himbeere 나무딸기
Wiesengraser 목초	Hafer 메귀리	Cladosporium	Meerschwein 모르모트	Makrele 고등어	Stachelbeere 구즈베리열매
Ragweed 융모목초	Soja 콩	herbarum	Schafwolle 양털	Lachs 연어	Johannisbeere 구즈베리열매
Wegerich 질경이	Hirse 기장수수		Gansefedern 거위털	Hering 청어	Traube 포도
Mais 옥수수	Buchweizen 밀		Entenfedern 오리털	Kabeljau 대구	Banane 바나나
Beifub 쑥	Reis 쌀				Pfirsich 복숭아
Gansefub 명아주	Sesam 참깨				Kirsche 버찌
Linde 보리수	Mais 옥수수				Aprikose 살구
Kiefer 소나무	Hefe 효모				Orange 오렌지
Fichte 독일소나무	Gliadin (헬로리밀內)				Zitrone 레몬

Insekten 곤충	Genussmittel 기호품	Fleisch 고기	Milch 우유	Gemüse 야채	Ei 계란	Milben 진드기	Nüsse 견과
Biene 벌	Kaffee 커피	Huhn 닭고기	Kuhmilch 우유	Karotte 당근	Eigelb 노른자	Hausstaub-Milbe 집먼지 진드기	Mandel 아몬드
Wespe 말벌	Tee 차	Kalb 송아지	Milchzucker 유설탕	Kartoffel 감자	Eiklar 흰자	Mehl-Milbe 밀가루 진드기	Walnuss 호두
Mucke 모기	Kakao 카카오	Lamm 양고기		Zwiebel 양파			Erdnuss 땅콩
	Honig 꿀	Rind 소고기		Spinat 시금치			Haselnuss 견과류
	Zucker 설탕	Schwein 돼지		Tomate 토마토			
				Bohne 콩			

『코 알레르기 클리닉』영동한의

항원검사 치료 전(위) 치료 후(아래)

유치원에 다니는 7세인 철민이는 3년 전부터 매년 3~4월경이면 어김없이 나타나는 기침과 가래 또는 쌕쌕하는 천명(喘鳴) 등으로 힘들어했다.

소아 알레르기 기관지 천식의 경우 그 치료의 명약은 두 말 할 필요도 없이 소청룡탕(小靑龍湯)이다. 소청룡탕에 상백피와 행인을 넣어 쓰면 더욱 효과가 좋다.

이 약은 알레르기 천식을 치료하는 기본 약으로 심한 기침과 가래를 없애준다. 그리고 치료 이후에도 호흡기를 보강하여 몸의 저항력과 면역성을 길러주며, 외부의 환경으로부터 호흡기가 잘 적응을 하게 해주는 중요한 작용도 한다.

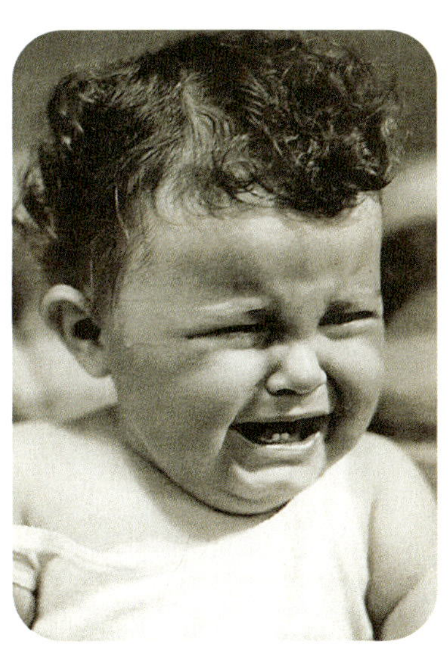

철민이는 100일 동안 소청룡탕을 복용한 후 연중행사처럼 생기는 기침으로부터 완전히 해방되어 지금은 건강하게 잘 자라고 있다.

평소 몸이 약해 기침 천식이 있는 어린이는

소청룡탕에 녹용을 넣어 쓰면 그 효과가 더욱 좋다.

녹용은 어린이의 기관지나 호흡기를 보해 주는 것 외에 밥을 잘 먹게 하고, 발육도 좋게 해주며, 감기 등 각종 질병을 예방한다.

알레르기 천식 등 알레르기 질환이 있는 아이들은 외부의 맑은 공기에 자주 접촉시켜 자기 몸 스스로 저항력을 키워 호흡기를 튼튼히 해야 한다. 그리고 알레르기 전문의에게 꾸준히 치료받는 것이 무엇보다 중요하다.

10

알레르기 비염을 앓는 9살 M군의 치료는 제일 먼저 항민고와 항민령으로부터 시작됐다. 신이화, 갈근, 초용담 등 약재를 가감한 항민고로 불리는 연고를 면봉에 묻혀 1일 2~3회 정도 바르고, 동시에 환으로 된 항민령을 1일 3회 복용하였다.

항민고보다는 항민산 요법이 더 효과가 좋으나 M군은 아직 나이가 어려 치료에 주의를 기하여 항민고로 치료를 했다. 처음에 약솜에 싸서 하루에 4시간씩 코에 넣다가 그마저 힘들어해서 항민고와 항민령으로 치료를 시작하게 된 것이다.

치료를 시작한 지 2달째부터 M군의 증상은 호전되었다. 그러나 양방에서도 이미 조금 나아지는 듯싶다가 다시 재발하는 경우를 보았던 M군 가족이라 그 효과의 지속성에 대해서는 여전히 의구심을 가지는 듯 했다.

M군은 3개월이 조금 지나자 말끔히 완쾌되었고, 예전에 겪었던 어떤 부작용이나 재발도 없었다. 비로소 코 알레르기로부터 자유로워진 것이다.

M군과 M군 어머니의 기쁨이 얼마나 컸을지 짐작할 수 있을 것이다. 생후 3개월부터 9세까지 치렀던 고통의 전쟁, 완치된 후엔 의사로서 듣기 송구스러울 정도로 깊은 감

항민고와 항민령으로 알레르기 비염 치료

사의 마음을 전해왔다.

　M군과 같은 어린이들의 코 알레르기는 반드시 제 때 적절한 방법을 통해 치료받아야 한다.

11

코가 막히면 주의력과 집중력이 떨어지고 기억력도 나빠진다. 공부할 때 코가 막히고 콧물이 나면 코를 자주 풀어야 하며 두통이 동반되는 경우가 많아 집중을 할 수 없어 학습능력이 떨어지는 것이다.

대개 비염 환자들이 책을 보거나 글씨를 쓰기 위해 고개를 앞으로 숙이면, 머리가 아프거나 머리를 짓누르는 느낌이 심해져 고통스러울 뿐 아니라 호흡이 곤란하여 집중력이 크게 떨어진다. 그러니 당연히 학업에 지장을 받게 되고 성적부진으로 이어질 수밖에 없는 것이다.

만성 비염이나 알레르기 비염, 축농증은 수험생들의 대학입시에도 최대의 적이다. 콧물, 코막힘, 재채기 등이 계속 반복되면 모든 신경이 코로 쏠려 학생들이 학업에 집중할 수 없게 된다.

코가 막혀 숨을 쉬기가 어렵고 답답한데 눈앞의 수학 문제가 보이겠는가? 전에 배웠던 수학 공식이 생각나지 않는 것처럼 기억력이 없어지고 문제를 풀기 위한 집중력이 떨어져 당연히 학습능률이 떨어진다. 이런 일이 여러 차례 쌓이면 당연히 성적이 나빠지거나 머리가 둔해진다.

그러므로 이러한 증상이 있는 학생들은 빠른 시일 내에 코 질환을 치료하는 것이 바람직하다. 그러나 적절히 치료

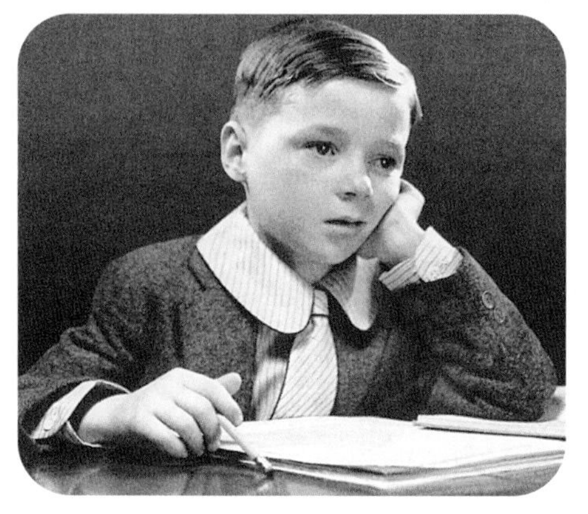

하지 않고 그대로 방치하면 모든 일에 흥미를 잃고 주의력이 산만해질 가능성이 크다.

학생들은 책상에 얼굴을 숙이고 앉아 있는 시간이 많기 때문에 코의 통기가 방해를 받는다. 콧속에 공기가 잘 안 통하면 콧물이 썩거나 병균을 키우게 되어 질환이 생기는 것이다. 부모님은 책상에만 앉아 있는 자녀들의 모습에 좀더 관심을 기울여야 한다.

수시로 자녀들이 밖에 나가 맑은 공기를 마시거나 공부방을 잘 환기시키고 건조하지 않게 하고 있는지 살펴보고 도와주는 것이 중요하다.

또한 조기에 발견하여 적절한 치료를 받게 되면 만성 축농증으로 발전하는 것을 막을 수 있고, 빠른 시간 내에 고름 등 분비물을 잘 제거하면 성적이 떨어지는 것을 방지할 수 있다.

코막힘은 뇌를 나쁘게 만들고 신체를 허약하게 만드는 중대한 이유이다. 코막힘은 코딱지 외에 아데노이드 비대라는 원인도 있다. 어떤 원인으로든지 코가 막히면 구호흡, 즉 입을 벌리고 호흡하게 된다.

구호흡은 매우 해롭다. 필요한 산소 섭취량이 감소하기 때문이다. 뇌는 에너지원으로서 포도당과 산소를 사용한다. 인체에서 뇌가 가장 산소소비가 많다. 그러므로 산소 섭취량이 감소하면 뇌가 가장 많은 영향을 받는다.

생후 3세까지 지능의 기초가 되는 신경회로를 완성시킨다. 그 성장단계에서 산소가 부족하면 뇌의 성장이 나빠지고, 머리가 나쁜 아이가 될 수 있다.

뇌의 신경치료에서 만들어진 정보회로는 3세 전후에 완성이 되고 그것이 그 아이의 일생을 결정하게 된다.

자식을 키우는 부모라면 누구나 우리 아이가 공부도 잘하고 똑똑하기를 바란다. 두뇌계발을 시켜주는 학습 환경을 조성해 주는 것도 중요하지만 우선 코 질환을 치료해 주는 것이 제일 급선무이다.

또한 세심하게 신경을 써서 음식과 보약을 먹이는 것도 그에 못지 않게 두뇌가 좋아지게 하는 효과를 낼 수 있다. 뇌는 우리 몸에서 가장 열량을 많이 사용하는 기관이다.

12

코가 건강해야 머리 똑똑해 지는 이유

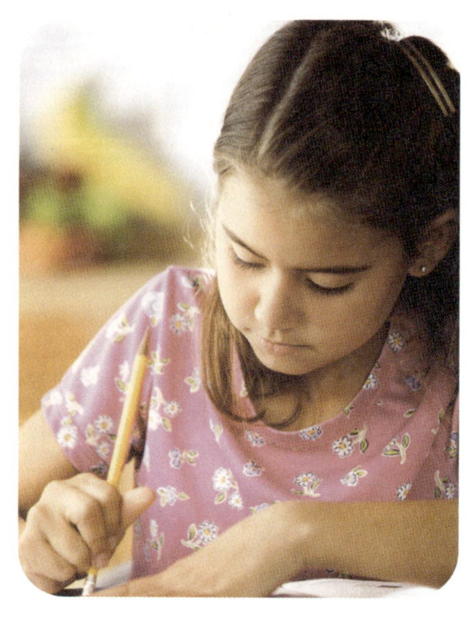

유아기에는 열량의 사용량이 더욱 많아 전체 열량의 50%가 뇌를 위해 사용된다. 따라서 뇌를 활동있게 하려면 그만큼의 충분한 열량공급이 필요하다. 뇌에 자극을 많이 줄 수 있는 학습환경과 뇌 발달에 좋은 영양상태, 뇌 기능을 좋게 하는 보약 등을 먹이면 두뇌가 명석한 아이로 키울 수 있다.

코의 질환이 있는 어린이라면 코 치료의 대명사인 소청룡탕에 두뇌를 명석하게 하는 대표적인 처방인 청뇌탕, 총명탕 등을 함께 쓰면 좋고, 성장이 약해 키가 잘 자라지 않으면 성장기 어린이의 뼈에 좋은 녹용과 녹각 등을 넣어 쓰면 금상첨화이다.

"비염 때문에 코가 막혀서 입을 벌리고 숨을 쉬게 되면 머리가 나빠집니까?" 라는 질문을 많이 받게 된다.

한 마디로 비염으로 인하여 콧속에 콧물이 많이 생기고 점막이 붓게 되면 코는 제 기능을 못하게 된다. 콧병을 심각하게 생각하지 않는 사람도 많지만 코의 기능을 생각한다면 쉽게 넘겨서는 안된다.

코에 알레르기 비염이 발생하면 코로 호흡을 원활하게 할 수 없게 되고 냄새도 잘 맡지 못하게 된다. 콧병이 심해져 코가 제 기능을 전혀 하지 못하게 되고 이로 인해 입으로만 호흡을 하게 되어 기관지나

폐까지 염증이 퍼질 수 있게 된다.

그리고 코가 막힐 때 주의력과 집중력이 떨어지고 기억력도 나빠진다. 공부할 때 코가 막히고 콧물이 나면 코를 자주 풀어야 하며 두통이 동반되는 경우가 많아 집중을 할 수 없어 학습능력이 떨어지는 것이다.

특히 수험생의 경우 공부를 하다가 코가 막혀서 답답해지면 속히 치료를 해주어야 한다. 성인에게서는 작업능률이 떨어지는 것은 물론이다.

13

코 치료 후 다시 성적 향상

고교 2학년인 N군은 초등학교 이후 줄곧 알레르기 비염이 있어 치료해 왔다. 늘 학교에서 상위 성적을 유지해 왔지만 2학년이 되면서부터 학교 성적이 떨어져 불만이 많았다. 원인은 코 알레르기 때문이었다.

이 학생은 아침에 일어나서 30분 정도 발작적인 재채기와 수돗물을 틀어놓은 듯한 콧물로 인해 상쾌해야 할 아침이 어수선하고 불쾌하기만 했다.

학교에서도 책상에 앉아 있으면 코가 막혀 공부하는 데 집중이 안되고 눈이 아프고 머리가 멍하고 아프기 일쑤다.

이 학생은 소청룡탕을 매일 복용하고 일주일에 2회 정도 레이저 치료와 침 치료를 병행했다.

그 결과 콧물이 현저하게 줄어들고 하루 20여 차례나 하던 재채기가 없어졌으며 코가 시원해졌다고 즐거워했다.

게다가 3개월 치료로 증상이 소실돼 약 복용을 중단했다. 학교 성적이 원래대로 향상됨은 물론이었다.

15세의 P군이 2003년 10월, 재채기, 콧물, 코막힘, 기침을 호소하며 본원을 찾아왔다.

P군은 돌 전에 태열이 있었고 5~7세 때에는 기침, 천식으로, 8세 때부터 알레르기 비염으로 늘 약을 달고 살았다

고 한다.

본원을 찾았을 당시 P군은 코 점막이 부어있고, 늘 코가 막혀 밤에 코로 숨을 쉬지 못하고 입으로 숨을 쉬는 구강호흡을 하고 있었다.

또한 심한 코막힘으로 늘 킁킁거렸고 기억력이 약해지고 집중이 잘되지 않아 학교 성적 100명 중 55번 째로 부진하였다.

과외를 하고 오랜 시간 공부를 해도 좀처럼 성적이 오르지 않는다고 하소연하는 P군에게 소청룡탕에 청뇌탕을 넣고 녹용을 첨가하여 6개월간 복용하게 하였다.

6개월 후 비염 증세가 많이 사라지고 학교 성적도 많이 향상되어 이제는 100명 중 8~10등을 유지할 정도라고 한다.

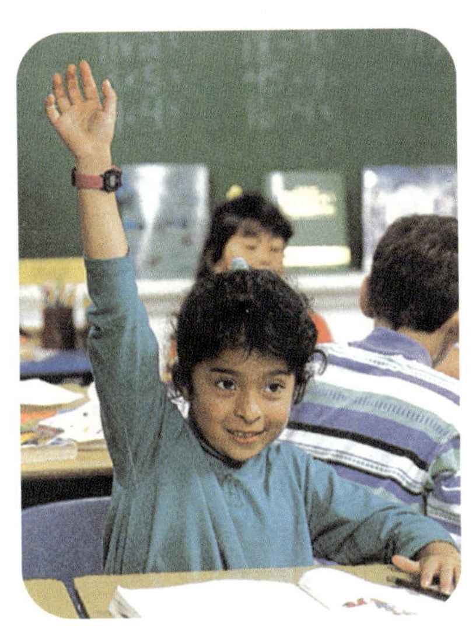

축농증은 학교 성적 향상에 있어 최고의 적이다. 자기능력이 100이라 하면 코의 질환이 있는 학생은 70~80% 정도 밖에 능력을 발휘할 수 없게 된다.

그만큼 코의 질환이 있는 학생들은 치료를 서둘러야 한다.

14 난폭·반항·소심·우울증 등 성격 장애

코 알레르기는 어린이의 고통은 물론 엄마나 아빠에게 정신적, 경제적 부담을 주는 질환이다.

코 알레르기 환자는 여러 차례 증상을 경험하고 또 언제 증상이 악화될지 몰라서 평소 불안한 마음을 가지게 되며 심리적으로 약해져 있고 우울한 경우가 많다. 이런 불안과 두려움은 알레르기 비염 발작을 유발시키고 알레르기 비염 발작이 나타나면 불안과 두려움이 더 커지는 악순환을 가져온다.

환자 어린이의 심리상태는 주변 환경 특히 보호자의 태도와 따뜻한 간호에 의해 많이 좌우된다. 아주 예민하고 순진한 환자일수록 보호자와 가족관계에 대해 민감하며, 사소한 일에도 상처받기 쉽고 불안감도 더욱 커져서 코 알레르기 증상을 악화시킬 수 있다.

예를 들면 어떤 초등학교 5학년인 코 알레르기가 있는 아이는 부모의 잦은 부부싸움으로 항상 불안한 날을 보냈으며 이로 인해 전보다 훨씬 콧물 발작횟수가 늘어났고 증상 조절이 잘 안되곤 했다.

마침내 이 어린이의 부모는 이혼하게 되었고 그 아버지는 다시 새부인과 결혼을 하여 이 어린이는 아빠와 함께 살

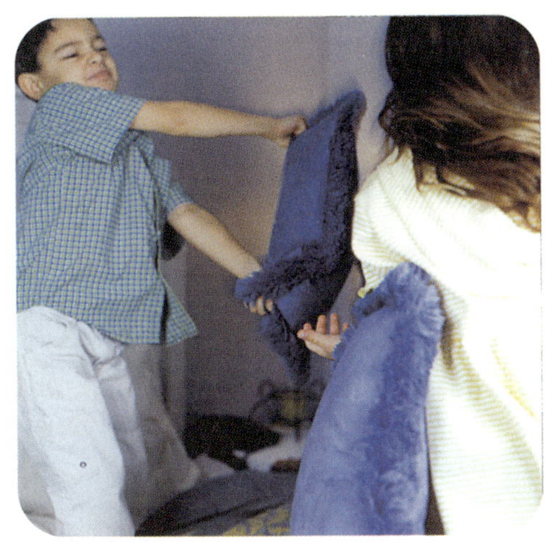

았다.

어린아이는 1달에 2번씩 친엄마를 만나기로 했는데 하루는 사정이 있어 만나기로 한 시간에 친엄마를 못 만나게 되자 알레르기 발작이 왔고 어떠한 약물 치료에도 불구하고 증상이 계속되었다. 결국 이 어린이는 친엄마를 만나면서 많이 호전이 되었다.

이런 예에서 보듯이 가족관계의 악화 또는 가정불화는 환자에게 불안감을 증폭시키며 코 알레르기의 경과와 치료에 나쁜 영향을 준다.

코 알레르기가 있는 어린이는 병원 치료 때문에 학교를 자주 결석하게 되고, 학교 공부 중에도 콧물, 재채기 등 비염 발작을 하게 되니 친구들이 이상하게 생각하기 쉽고, 친구들 사이에서 따돌림을 당하는 경우도 있다. 친구들 사이에서 고집을 피게 되고, 어린이는 코 알레르기에 의한 스트레스뿐만 아니라 친구관계에서 오는 스트레스로 인해 더욱 신경질적이고 반항적, 자기중심적, 내성적 성격이 형성이 된다.

따라서 코 알레르기가 있는 어린이는 코 알레르기 치료와 더불어 편안함과 나을 수 있다는 용기를 심어 주어야 한다.

알레르기 비염으로 코와 눈이 다 헐어

얼마 전 초등학교에 다니는 아들의 손을 잡고 병원을 찾은 30대 주부 L씨.

L씨의 아들은 생후 3~4개월 무렵 심한 태열로 고생했는데, 5살이 되어 병원을 찾았을 때 알레르기 비염이라는 진단을 받았다.

그 후 한 번도 감기에서 해방돼 본 적이 없었다고 한다. 항상 감기를 달고 사는 데다 한 번 걸렸다 하면 고열이 심해 1년에 서너 번 병원에 입원하는 것이 마치 연례행사와도 같았다. 그 와중에 알레르기 비염이 온 것이다.

처음에는 아이의 나이가 어리기 때문에 전문적인 치료가 불가능하다고 해서 1년간 증상을 완화시키는 치료만 받아왔다. 하지만 아이의 비염은 점점 심각한 상태로 악화되기 시작했다.

수시로 흘러내리는 콧물을 닦아내느라, 나중에는 코 아래 피부가 헐기까지 해서 고통스러움을 못 견뎌했다. 학교를 다니기도 힘들 정도였는데, 눈 주변이 퍼렇게 되어 언뜻 보면 마치 안경을 쓴 것처럼 보이기까지 했다.

그 정확한 원인을 밝히기 위해 스킨 테스트를 받았다. 약 40가지 종류의 실험이 이루어졌는데, 결국 이 아이의 알레르기 비염의 직접적 원인은 집먼지 진드기로 밝혀졌다.

2달 동안 1주일에 1번씩 주사를 맞고 매일 알약과 코에 약을 흡입하는 등 집중적으로 치료를 받았다. 처음에는 다소 증상이 호전되는 듯 했다. 그러나 얼마 지나지 않아 다시 재발하는 바람에 L씨 모자의 낙담은 이루 말할 수 없었다.

약물치료를 할 때 스테로이드와 항히스타민제를 써서 그런지 생각지 못한 부작용도 겪었다. 아이는 달처럼 얼굴이 동그랗게 되고 어깨 부위까지 둥글게 되어 정신적으로도 심한 콤플렉스와 스트레스를 받았다.

지금까지 해 왔던 것을 단념하고 새로운 치료법으로 전환했다. 치료하면서 부작용도 겪고 재발되기도 했었지만, 포기하지 않고 꾸준히 치료하자 점차 증세가 호전되었다. 아이의 성격도 치료 전과는 달리 많이 밝아졌다.

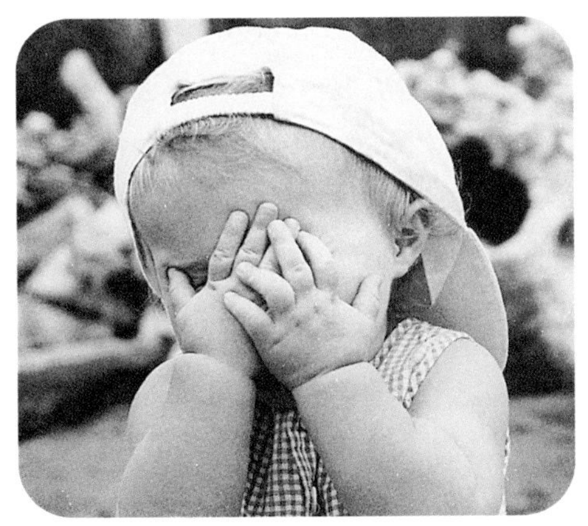

자신도 모르게 생기는 비염 노이로제

심리적인 원인에 의해 코막힘이 심해지는 환자도 있다.

현재 대학 입시 재수생인 19세의 여자 환자가 진찰실로 들어 왔다.

"코가 막혀서 머리가 무겁고, 학습 진도도 잘 나가지 않습니다. 치료 좀 해 주세요" 라고 고개를 숙이고 작은 소리로 말했다. 코막힘을 호소하는 환자는 이비인후과 외래 진료실에서 가장 많이 볼 수 있다.

위의 환자의 경우 코 내시경 검사와 X-선 검사를 한 결과 만성 비염으로 진단되었다. 그런데 그렇게 중증은 아니었다.

"걱정이 지나친 건 아닐까요? 그렇게 심한 것은 아닙니다"라고 했더니 "아닙니다. 선생님, 코가 너무 막혀서 공부할 때 집중이 안됩니다. 이번에 S 대학 입시에 실패하면 끝장입니다"라고 말했다.

그리고 어디서 들었는지 "만성 비염은 레이저 수술을 받으면 완전히 낫는다고 하던데요. 수술을 해 주세요"라고 했다.

"수술을 하는 것은 어렵지 않지만, 수술을 받게 되면 당분간 시험 공부를 중단해야 할텐데요. 그 결과 내년 대학

입시에서 실패한다면 수술 받은 것을 무척 후회하게 될 것입니다”라고 말하자 환자는 다시 괴로운 표정을 지어 보였다.

이 환자의 만성 비염의 증세는 수술까지는 필요치 않았다. 더구나 수술을 하게 되면 환자는 7일간 안정과 통원치료를 해야 된다.

입시 준비를 하고 있는 환자이기에 적합한 약물 처방과 장시간의 특별 상담으로 정신적인 안정을 찾도록 했다.

이 환자는 시험 날이 임박하면서 공부가 잘 안 되자 이런 저런 이유를 코막힘 탓으로 돌리고 있었다.

“밤이 되면 코가 뚫리니까 밤에 공부하는 것이 좋겠다”고 안심시키고, 내년 입시에 합격하면 그 때 수술을 해서 대학 공부에 지장이 없도록 해주겠다고 약속한 후 집으로 돌아가게 했다.

다음 해 1월말에 이 환자가 다시 외래 진찰실에 찾아왔다.

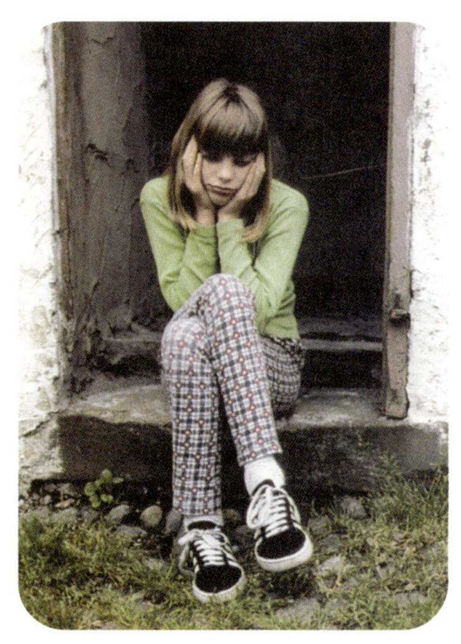

“선생님 덕분에 S대에 합격했습니다”라는 기쁜 소식을 전해주었다. 처음 외래를 방문했을 때와는 전혀 다르게 아주 명랑한 표정이었다.

“그래요? 그럼 수술 날짜를 정할까요?”라고 물으니 “선생님, 합격 발표 후에 코막힘이 완전히 없어졌습니다. 수술을 안 받아도 되겠습니다” 라고 했다.

이 환자는 비염 노이로제의 전형적인 예이다. 공부할 생각을 하면 부담스럽고 공부 진도가 잘 안 나가자 그 원인을 모두 콧병 탓으로 돌리고 있었던 것이다. 그러면 그럴수록 코막힘 증상은 악화되었다.

그러나 코막힘의 주원인이 정신적 요인이었으므로 그것이 해결될 때 코막힘이 완전히 해소된 것이다. 이 환자의 경우 대학에 합격했다는 것으로 증상이 해소된 것이다.

비염 노이로제의 다른 예로는 실패를 거듭하다가 사업에 성공하는 경우, 나이 많은 여성이 드디어 결혼 상대를 구하는 경우 등이 있다. 정신적으로 스트레스를 받고 있던 것의 원인이 해소됨에 따라 비염 증상이 크게 호전되는 경우가 많다.

한편 의학적인 견지에서는 이 재수생 환자의 코막힘 원인으로서 운동부족도 생각할 수 있다. 책상에 계속 앉아 있으면 코를 포함하여 몸 전체의 혈액순환이 나빠지므로 코막힘이 생기게 된다. 그것은 합격 발표 후에 기쁜 마음으로 여기저기 돌아다니자 신체의 혈액순환이 좋아져서 코막힘이 소실된 것으로 볼 수도 있다.

어떤 경우이건 간에 "코가 막힌다 → 그것을 자기 합리화 수단으로 삼아 시험 점수가 나쁘거나 작업 능률이 떨어지는 이유로 돌린다 → 코막힘이 더욱더 악화된다"는 악순환이 반복된다. 이렇게 해서 코막힘 증상이 점차 복잡하게 되는 것이다.

마음을 편안히 갖고 치료에 임하면 치료 효과가 훨씬 빠르고 좋다.

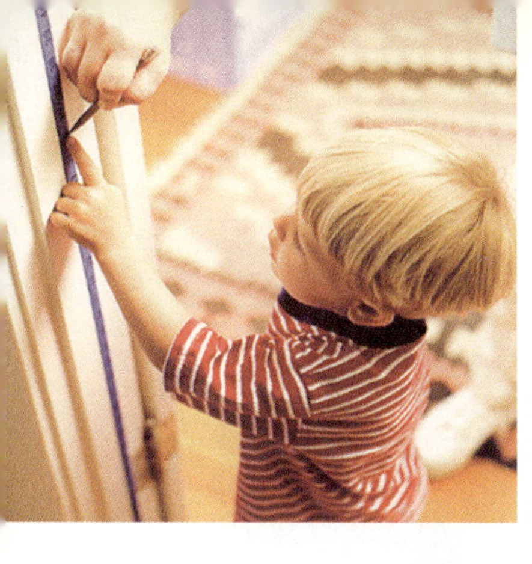

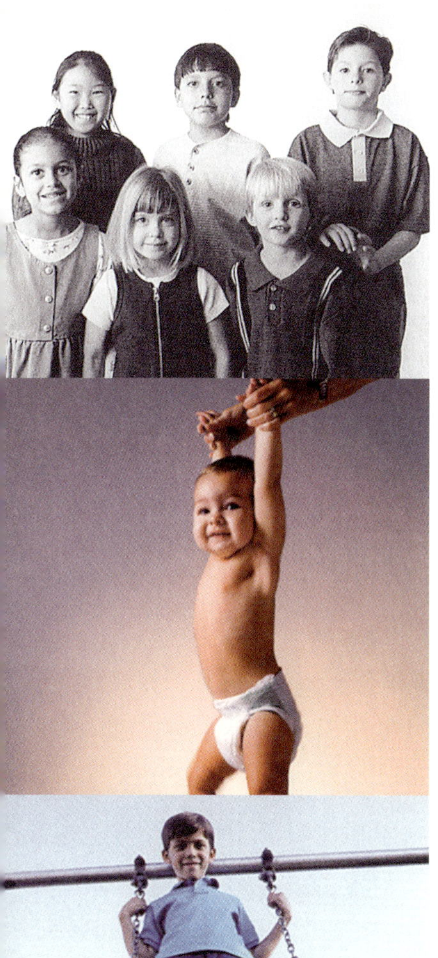

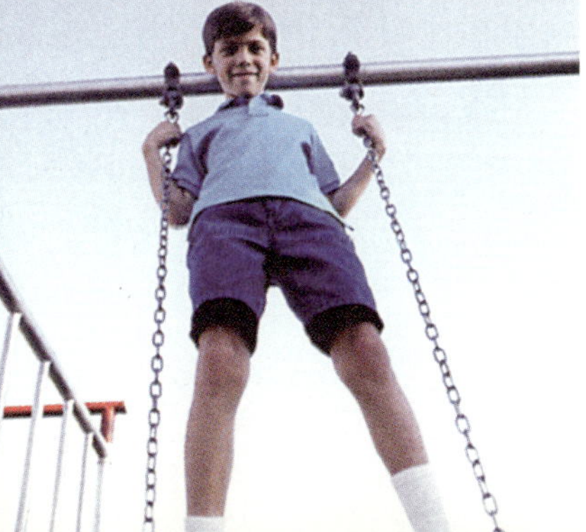

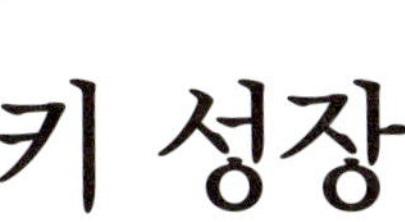

Chapter 4

키 성장

키성장이란 우리 몸의 뼈가 길이 성장과 부피 성장을 하면서 전체적인 몸의 길이가 늘어나는 것을 의미한다.

자라나는 어린이나 청소년들은 나이에 따라서 성장이 달라지기 때문에 매년 성장 속도를 측정하고 같은 또래의 키와 몸무게를 비교하는 것이 좋다. 성장 속도가 정상인지 아닌지는 매년 크는 키의 성장 속도를 보면 알 수 있다.

보통 정상적인 아이는 태어나서 2번의 급성장기를 맞는다.

생후 1개월부터 2년까지를 제 1급성장기라고 하는데 이때 아이는 눈에 띄게 자란다.

아이가 태어날 때 평균키는 약 52cm이고, 생후 1년 간은 25cm, 2년 째는 12.5cm 정도 자라게 되고, 그 후 3~4세부터 6세까지는 평균 4~5cm 정도 자라게 된다.

사춘기는 남자의 경우 2차 성징이라고 할 수 있는 음모가 난다거나 몽정 현상이 발생하기 이전까지를 말하고, 여자의 경우는 가슴이 커지고 유선이 발달되기 이전까지를 말한다.

남자는 13~14세, 여자는 11~12세 전후인 사춘기에 접어들면 성장호르몬보다는 성호르몬이 키를 크게 한다. 이때를 제 2급성장기라고 한다. 이 때 남자는 12cm 정도, 여자의 경우에는 11cm 정도씩 급속히 자라게 된다.

통계적으로 남자는 중학교 1학년, 여자는 초등학교 5학년에 시작되는 사춘기 때 급속히 자라다가 남자는 고등학교 2학년, 여자는 중학교 3학년 정도가 되면 성인 키의 90%에 이르게 되고 더 이상 잘 자라지 않는다. 그러다가 남자는 24세, 여자는 21세가 되면 성장을 멈춘다.

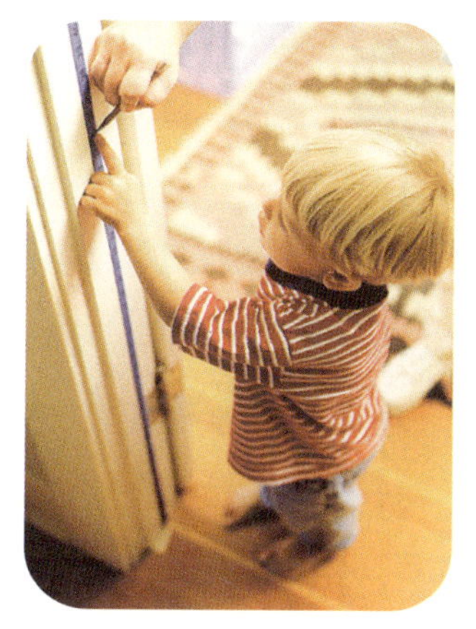

키를 결정하는데 선천적 요인은 23%이며, 후천적 요인은 77%이다. 즉 유전적인 요인은 23%, 생활환경이 26%, 영양적인 요소가 31%, 운동이 20%를 차지한다.

우선 부모에게서 물려 받은 유전적 소인이 자녀의 키에 영향을 준다. 자녀들은 아버지를 30%, 어머니를 70% 닮는다고 한다. 따라서 아버지의 키가 크고 어머니가 작은 경우보다 아버지의 키가 작고 어머니의 키가 큰 경우, 자녀들의 키가 클 확률이 더 많은 것이다.

예상되는 성장 키
- 아들 : 아버지의 키 + 13cm + 어머니의 키 / 2
- 딸　 : 아버지의 키 − 13cm + 어머니의 키 / 2

그러나 유전인자가 절대적인 것은 아니다. 부모의 키가 작아도 그 자녀는 키가 큰 경우도 많다. 유전적인 영향보다는 환경이나 영양 등의 후천적 요인이 키의 성장에 더 크게 작용하기 때문이다.

성장 시기에 영양소를 골고루 잘 섭취하고 성장판을 자

극하는 운동을 하는 등 환경
적인 요인을 바꾸는 것이 중
요하다.

우리나라 사람들의 평균
키가 15년 전에 비해 5cm
정도 더 커진 것으로 조사되
었는데 이는 키가 유전이 아
니라 만들어 가는 것이라는
것을 증명한다.

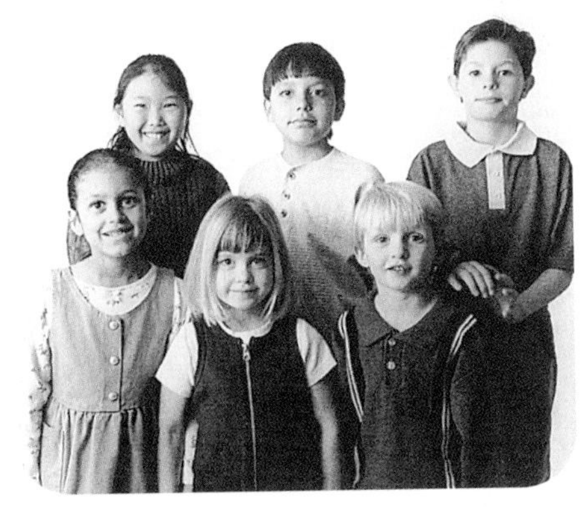

3

성장판이란?

우리 몸은 뼈와 근육 조직 이외에 결합조직, 신경조직, 피부조직 등으로 이루어져 있다. 키가 자란다는 것은 이 모든 조직들이 발육하고 성장한 결과이다.

사람의 뼈는 모두 206개인데 그 중 키의 성장을 지배하는 것은 26개의 등뼈와 62개의 다리뼈이다. 이중에서 가장 중요한 것은 뼈의 양쪽 끝에 있는 골단연골, 즉 성장판이다.

대부분의 뼈는 원형이 만들어진 후 그 일부분에서 뼈로 변화되는데 관절부위만은 연골로 남는다. 이러한 연골이 점차 뼈로 변화되다가 마지막에 얇은 원판이 남게 되는데 이것이 바로 성장판인 것이다.

이러한 성장판은 우리 몸의 길게 생긴 모양의 끝 즉 손가락, 발가락, 손목, 발목, 팔꿈치, 어깨, 척추, 대퇴골 등에 위치하고 있다.

이 성장판은 성장호르몬이나 그 밖의 호르몬 작용에 의해 세로로 늘어난다. 그러다가 사춘기가 시작되어 성호르몬의 분비가 늘어나기 시작하면 점차 골간처럼 딱딱한 뼈로 변화되면서 더 이상의 길이 성장은 일어나지 않는다. 이렇게 되면 성장이 멈추게 되는 것이다.

즉 키는 성장판이 열려 있는지의 여부에 따라 앞으로 더 자랄 수 있는지의 여부를 알 수 있다. 보통 성장판은 남자는 만 16세, 여자는 만 14세 정도면 닫힌다.

성장판이 열렸는지 닫혔는지는 성장판 검사를 해 보면 쉽게 알 수 있다. X-ray 검사로 성장판이 닫혔는지 열려 있는지 알 수 있으므로 성장기의 자녀를 둔 부모라면 한 번쯤 가서 검사를 해 보는 것이 좋겠다.

성장판 검사를 위해 X-ray를 찍을 때 6개월 이전의 아기는 무릎을, 6개월 이후~12세까지는 손목을, 12세 이후~18세까지는 팔꿈치, 어깨 등을 촬영한다.

성장의 중심 ─ 성장판

성장판은 연골 조직이다. 다시 말하면 부드러운 뼈 조직이다. 따라서 X-ray로 촬영하면 형태를 볼 수가 없고, 단지 뼈와 뼈 사이에 비어 있는 것 같이 검게만 보이는 부분이 바로 성장판이다.

성장판이 열려 있느냐 닫혔느냐에 따라서 얼마 만큼의 키가 더 클 수 있는지 예측을 할 수 있다.

성장판이 퇴화되는 과정은 나이와 관련이 있다. 성장판에는 아주 미세한 혈관들이 분포되어 있는데 그 혈관이 좁아지거나 막히면 성장판이 둔화되는 것이다.

성장판에 영양을 공급하는 혈관은 너무 작아서 적혈구 하나도 간신히 들락날락할 정도이다. 이런 혈관이 지방이나 콜레스테롤이 많아지기 시작한다면 좁아지기 시작하고 성장판 연골의 세포의 분열이나 증식이 둔화되면서 성장판은 서서히 퇴화되기 시작한다. 성장판의 연골에 공급되는 미세한 혈류의 흐름이 성장을 좌우한다고 볼 수 있는 것이다. 이 혈관이 완전히 막히면 성장은 종료가 된다.

뼈가 잘 자라고 성장이 계속해서 이루어지려면 몸 안에 충분한 영양분이 있어야 하듯이 그 영양분의 통로인 혈관 역시 건강하고 튼튼하게 자리 잡고 있어야 한다.

따라서 성장판이 있는 발목과 무릎에 따뜻한 찜질을 자주하거나
반신욕을 자주 하고 하체에 근육을 부드럽게 해주는 맛사지를 자주
해주면 성장판이 보다 더 젊게 되고 퇴화되는 과정을 늦출 수 있다.
위아래로 점프하는 운동 역시 같은 효과가 있다.

아이들을 키우다 보면 밤에 자다가 갑자기 다리가 아프다고 우는 경우가 있다.

성장통은 키가 많이 자라는 시기인 만 7세 이전에 특히 많이 나타나는데 성장판 주위에 있는 뼈 조직의 주 성분인 단백질과 칼슘 부족 때문에 그리고 근육의 성장이 뼈 길이의 성장을 따라가지 못해 나타난다.

성장통은 조용한 아이들보다 주로 활동적인 아이들에게서 많이 나타나며 성장판이 있는 관절 주위에 나타나므로 무릎, 발목, 손목, 팔꿈치, 어깨 등 어느 부위에서나 생길 수 있고 특히 무릎과 발목 주위에 가장 많이 나타난다.

통증은 밤에 가장 심하고 낮에는 거의 나타나지 않는다.

성장통이 있을 때는 단백질과 칼슘이 함유된 음식을 많이 먹도록 하고, 스트레칭을 통해 관절과 근육을 가볍게 풀어 주고, 심할 경우에는 아픈 부위를 맛사지해 주도록 한다.

키가 크기 위해서는 다음의 호르몬 분비가 원활히 이루어져야 한다.

■ 성장호르몬

키가 자라기 위해서는 성장판이 열려 있어야 하고 성장호르몬이 활발하게 분비되어야 한다.

성장호르몬은 체내에서 성장을 촉진하는 호르몬으로 대뇌 밑에 있는 뇌하수체전엽에서 분비되며, 단백질을 재료로 만들어진다. 무릎, 발목, 엉덩이뼈의 연골부분에 있는 성장판의 세포분열을 촉진해 키가 클 수 있도록 도와주는 역할을 한다.

또한 근육을 만드는 원료인 아미노산의 흡수를 높이고 단백질합성과 칼슘흡수를 도와주며, 지방분해를 자극하여 성장에 필요한 에너지를 마련한다.

따라서 성장호르몬의 분비가 원활하지 못하면 신체의 모든 조직이나 장기의 성장에도 나쁜 영향을 미치게 된다.

깨어 있는 동안에는 소량만 분비되고 대부분은 수면 중에, 특히 수면 후 첫 2시간에 가장 많이 분비되고 숙면을 취할 때 많이 분비된다.

■ 갑상선호르몬

척추동물의 갑상선에서 분비되는 호르몬으로 연골의 골화와 치아의 성장, 신체의 비율에 영향을 미친다.

이 호르몬이 부족하면 성장호르몬의 분비도 감소되고 완전히 없어지면 성장은 거의 정지된다.

■ 성선호르몬

사춘기의 급진적인 성장은 대부분 성선호르몬의 영향이다.

생식샘에 작용하여 성호르몬의 분비를 촉진하는 호르몬으로, 2차 성징인 음모와 유방의 발달, 성기의 발달은 이 성선호르몬 때문이다. 사춘기 때 키가 급성장하는데 이 성선호르몬이 성장호르몬 분비를 자극하여 키가 훌쩍 크게 되는 것이다.

출생시의 키와 다 자랐을 때의 키의 상관 관계는 일치하지 않지만 생후 만 2살 때의 키와 성인이 되었을 때의 키는 중요한 관계가 있다.

여러 학자들의 연구 결과 사람의 다 자랄 키는 출생 후 초기에 결정된다고 보고되고 있다.

두 돌 정도의 아이가 평균 키 만큼 자라지 못하면 이후에도 크게 성장한다고 보장할 수 없다. 세 돌까지의 성장이 일생에 있어서 가장 중요하다. 만 2세까지 평균키로 만들어 주지 못하면 그 이후에는 따라잡기가 어려워지기 때문이다.

평균적으로 출생 후로 기준해서 볼 때 만 2살까지는 가장 급진적인 성장 시기이다. 아침에 눈을 떠 보면 아이가 쑥 커진 것이 보일 정도로 빨리 자라는 시기이다.

만 1세까지는 평균적으로 1년에 25cm가 자란다. 이때는 10cm만 자라도 잘 크고 있다고 착각을 할 수도 있다. 그러므로 안일하게 생각하지 말고 아기들의 평균키와 성장속도를 늘 체크하고 비교해 보아야 한다.

생후 첫돌 때까지 아이들은 많은 시련을 겪게 된다. 감기 바이러스와 투쟁을 해야 하고, 낯선 사람을 자주 보아야 하고, 생소한 물건과 시끄러운 소음에 시달려야 한다.

이때 세상에 일찍 적응을 하는 아이들은 잘 자라게 되고 그렇지 못한 아이들은 덜 자란다.

12개월에서 24개월까지도 마찬가지이다. 이때는 12.5cm가 자라게 되는 데 이때 역시 감기를 달고 살거나 잔병치레, 혹은 영양의 불균형이 오면 잘 자라지 못하는 것이다.

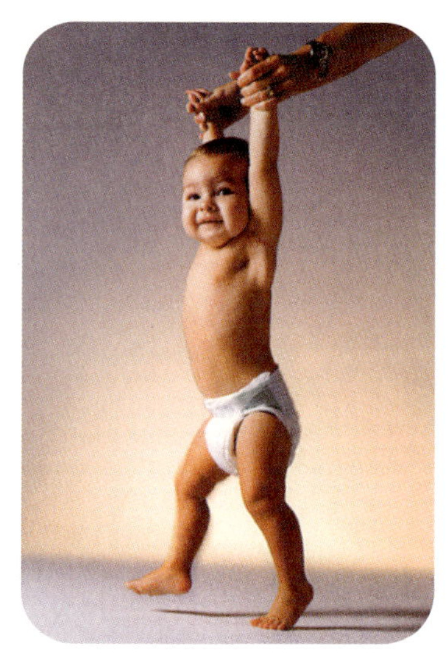

성장에 장애가 되는 병이 있으면 조기에 치료를 해주고 잘 관리를 해 주어야 나중에 후회하지 않는다.

내 아이의 키가 크기를 원한다면 36개월 이내에 중간키만큼은 만들어 놓아야 한다. 미숙아로 태어난 아이일지라도 관리만 잘 해 주면 중간키까지는 되게 할 수 있으므로 먹는 것과 체조, 잠, 생활 습관 등을 바로 하여 아이의 키를 크게 해 주자.

여자 아이는 12세, 남자 아이는 14세 무렵에 가장 많이 성장하고, 여자 아이는 16세, 남자 아이는 18세까지 성장한다.

보통 여자 아이는 초경이 시작되면 그로부터 약 2년 후에 성장이 완료된다고 한다. 몸의 성숙이 일찍 이루어지는 것은 키가 자라는 데에는 별로 도움이 되지 않는다.

따라서 여자 12세, 남자 14세 때에는 사소한 질병이라도 주의를 해서 가급적이면 빨리 치료를 해주어야 한다. 이 때 병치레로 인하여 키가 크지 못하면 성장할 기회를 잃어버리는 것이기 때문이다.

또한 사춘기는 몸이 성장인자에 쉽게 자극을 받아 잘 자라는 시기이므로 한약을 쓰면 효과가 확실하게 나타난다. 즉 노력 대비 효과가 가장 큰 시기이다.

사춘기는 1년에 7~13cm까지 쭉쭉 자라는 제 2의 급성장기이므로 이 때 그냥 지나가지 않도록 주의해야 한다. 성장판은 한 번 닫히면 다시는 돌이킬 수 없다.

인체의 성호르몬(남자 : 테스토스테론, 여자 : 에스트로겐)이 분비되기 시작하면 성장판의 활동을 중단시키고 성장판을 닫히게 하여 키가 자라는 것이 멈추게 된다.

성호르몬이 분비되기 시작하여 2년 정도 지나면 성장판

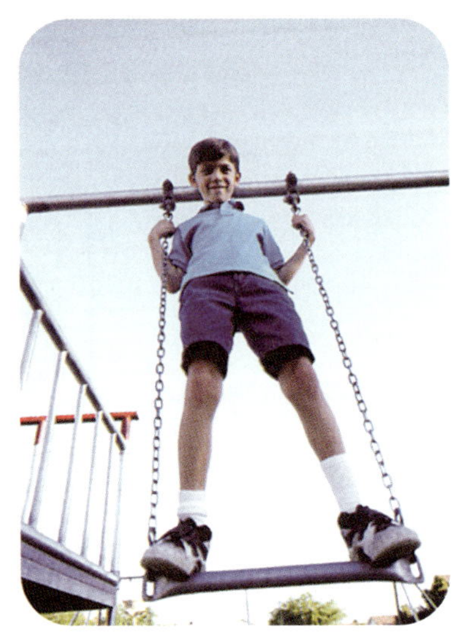

은 완전히 닫힌다. 그러므로 여자 아이가 초경을 시작하고 남자아이가 변성기가 오거나 수염이 나기 시작하는 등 사춘기가 지나서 2년이 되기 전에 치료를 해야 한다.

성장이 짧은 기간에 너무 빨리 이루어지면 그만큼 골 조직이 부실해질 수 있으므로 충분한 칼슘의 섭취를 통해서 뼈를 단단하게 해주는 것도 중요하다.

여자 아이들은 평균적으로 13세, 남자아이들은 16세가 되면 성장이 둔화된다. 따라서 13, 16세 이후가 되면 성장 치료를 해도 좋은 효과를 거둘 수가 없다.

아이들의 키가 조금이라도 더 크기를 원한다면 12, 14세 이전에 치료를 해야 한다.

저신장 초등학생 112명을 치료한 결과를 보면 다음과 같다.

— 태음인 : 78명(69.6%)으로 1년간 평균 9.8cm 성장
— 소양인 : 24명(21.5%)으로 1년간 평균 7.5cm 성장
— 소음인 : 10명(8.9%)으로 1년간 평균 6.7cm 성장

태음인이 소음인이나 소양인보다 성장속도가 빨랐는데, 이는 소청룡탕과 녹용이 태음인에게 적합한 약이기 때문에 태음인 체질을 가진 어린이가 성장속도가 더 빠른 것으로 판단되어진다.

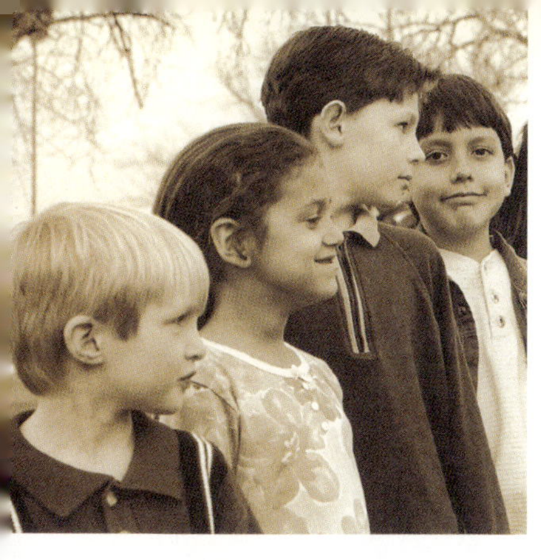

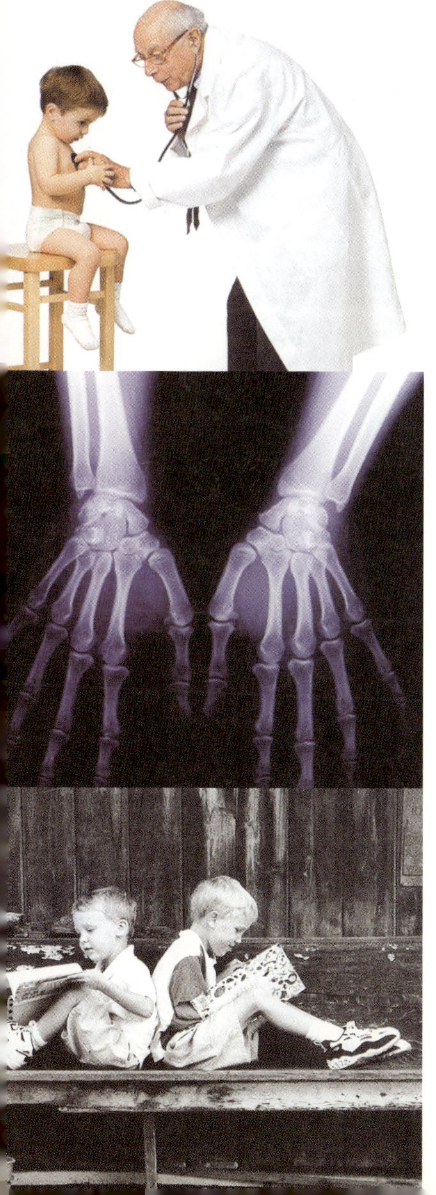

Chapter 5

키가 작은 아이

왜 키가 작을까?

성장은 우리 몸의 세포수가 양적으로 증가하는 것으로 여러 가지 외부적인 적절한 영양 공급과 내부적으로 여러 호르몬의 복합 작용에 의하여 이루어지는데, 주로 초등학교와 중학교 때 가장 왕성하다.

분명 세계는 넓고, 사람은 많다. 그래서 다양한 사람들이 존재한다. 뚱뚱한 사람이 있는가 하면, 홀쭉한 사람이 있다. 그리고 키가 큰 사람이 있는가 하면 키가 작은 사람도 있다.

일반적으로 키가 또래보다 잘 자라지 않는 현상을 성장 장애, 성장 부진 또는 성장 지연이라고 한다. 한방에서는 오지(五遲)또는 오연(五軟)이라고 한다.

키가 안 크는 요인은 크게 선천적인 요인과 후천적인 요인으로 나눌 수 있다.

선천적으로 이상이 있는 경우를

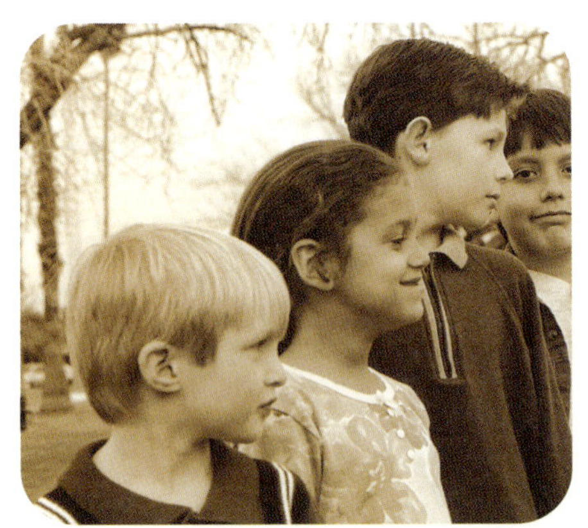

1차 성장 장애라고 한다.

골격 형성 장애, 염색체 이상 (다운 증후군이나 터너 증후군), 선천적 대사 이상, 저신장을 동반한 기타 증후군, 유전적인 저 신장 등이다.

이외에도 아빠 키가 166cm, 엄마 키가 156cm 이하면 자녀에게 성장 장애나 성장 지연이 일어날 수 있다. 이 밖에 임신 중 엄마의 신체적, 정신적 건강 상태도 아이의 선천적인 성장 조건을 좌우한다.

후천적 요인으로 이상이 있는 경우를 2차 성장 장애라 하는데 그 요인은 다음과 같다.

■ 만성질환

어려서부터 만성적 질환이 있어서 잘 자라지 못한 경우이다. 즉 코 알레르기, 축농증, 설사, 심장병, 소화기질환, 갑상선 등의 질환으로 성장에 장애가 있는 경우인데 이는 질병을 잘 치료하면 정상적으로 자라게 된다.

■ 호르몬 결핍

호르몬은 우리 몸 속에서 일어나는 여러 가지 일들을 조절하는 역할을 하는 물질이며 정상적인 경우에는 우리 몸 안에서 자연히 만들어지게 되어 있다. 그런데 성장호르몬, 갑상선호르몬 등의 결핍이 생기면 성장에 장애를 가져오게 되는 것이다.

■ **정신 사회적으로 오는 이상**

불안감, 초조, 욕구불만, 콤플렉스 등은 성장을 방해하는 중요한 요인이다. 사회적 격리, 아동 학대, 부모와의 이별, 애정의 결핍 등으로 인한 정신적 충격으로 마음의 평정을 잃으면 몸의 균형이 깨지게 되고 성장이 더딜 수 있으니 조심해야 한다.

이외에도 운동부족, 인스턴트 음식으로 인한 영양부족, 수면부족 등을 꼽을 수 있다. 이러한 원인들이 인체 내 불균형을 초래해 성장 호르몬 분비를 감소시키고, 골격과 내장 기관에 발육 장애를 일으켜 성장 장애를 일으키게 되며, 면역 능력 저하까지 초래한다.

이런 외적 요인들은 지속적으로 성장에 장애를 일으키는데, 이 문제가 사라지면 순식간에 자라기도 한다.

　　한국인들의 체형이 점점 서구화되고 있다고는 하지만 아직도 우리 주변에는 여전히 작은 키와 볼품없는 체격으로 고민하는 사람들이 적지 않다.

　그 중에서도 키가 작고 체격이 왜소한 저신장 어린이의 부모들은 근심이 이만저만이 아니다. 자신의 아이가 또래 아이들 사이에서 신체적 열등감이나 정신적 소외감을 느끼지 않을까 걱정스러운 것이다. 실제로 최근에는 키가 작은 왜소증 어린이들이 왕따의 대상이 되기도 해 어른들을 더욱 걱정스럽게 한다.

　최근 한방에서는 침과 약물, 척추 교정, 요가요법 등의 다양한 방법을 통해 저성장 어린이들이 작은 키 고민을 해결해 주고 있다. 병적인 왜소증인 경우 호르몬 계통의 이상이나 유전적 요인보다 성장을 억제하는 질병이 원인인 경우가 많아 한방을 통해 이들 질병을 치료함으로써 좋은 효과를 얻고 있다.

　성장기 어린이들에게 있어 작은 키는 유전적 요인보다는 건강에 적신호가 켜진 것으로 보아야 하며, 원인을 정확히 파악해 적절한 시기에 치료하면 좋은 효과를 거둘 수 있다.

구 분	키		몸무게	
	남(男)	여(女)	남(男)	여(女)
신생아	54.4	50.5	3.40	3.24
1개월~	57.0	56.2	5.17	4.87
2개월~	60.3	59.2	6.22	5.82
3개월~	63.4	62.2	7.04	6.66
4개월~	65.1	64.0	7.62	7.15
5개월~	67.4	65.9	8.07	7.58
6개월~	69.0	67.4	8.45	7.88
7개월~	70.6	69.1	8.72	8.19
8개월~	72.1	70.3	9.05	8.48
9개월~	73.2	71.9	9.24	8.77
10개월~	74.5	73.5	9.63	9.16
11개월~	75.9	74.8	9.85	9.52
12개월~	77.8	76.2	10.26	9.49
15개월~	80.3	78.9	10.76	10.19
18개월~	82.7	81.6	11.34	10.74
21개월~	85.0	83.6	11.80	11.21
2년	87.9	86.9	12.56	12.01

구　　분		키		몸무게	
		남(男)	여(女)	남(男)	여(女)
	3년	94.6	92.9	14.37	13.63
	4년	101.8	100.9	16.04	15.65
	5년	108.4	108.1	18.00	17.32
	6년	113.9	113.4	19.70	19.05
초등학교	1학년 (7년)	120.63	119.60	23.96	22.78
	2학년 (8년)	126.67	125.24	27.13	25.89
	3학년 (9년)	132.07	131.10	30.73	29.39
	4학년 (10년)	137.64	137.04	34.84	33.12
	5학년 (11년)	142.85	143.65	39.32	37.18
	6학년 (12년)	149.08	150.33	44.36	43.15
중학교	1학년 (13년)	156.21	154.80	49.74	47.25
	2학년 (14년)	163.25	157.73	55.65	51.08
	3학년 (15년)	167.84	159.42	60.19	53.36
고등학교	1학년 (16년)	171.42	160.29	63.40	53.97
	2학년 (17년)	172.69	160.62	66.26	55.20
	3학년 (18년)	173.60	161.11	68.11	55.79

코 질환이 저 성장을 부른다

보통 키가 작은 경우는 성장호르몬 계통의 이상이나 유전적 요인보다 성장을 억제하는 질병이 원인인 경우가 더 많다. 알레르기 비염, 편도선염, 축농증 등의 이비인후과 질환과 만성 변비, 설사, 편식 등의 소화기 질환, 피부 질환, 비만 등이 있으면 성장에 지장을 받는다. 특히 코막힘은 어린이 두뇌발달과 성장에 지대한 영향을 미친다.

최근 열린 동양의학학술대회에선 알레르기 비염 등 코막힘으로 고생하는 어린이의 51%가 저성장이고, 70%의 어린이는 평균성적이 50% 권 외에 있는 것으로 발표돼 충격을 주었다.

코막힘을 호소하며 병원을 찾은 어린이 200명의 키와 질환과의 상관관계를 분석한 결과 51%에 해당하는 102명이 평균신장보다 10~15㎝나 작았다. 저성장 어린이 중 30명(15%)은 감기에 자주 걸렸고, 25명(12.5%)은 축농증, 24명(12%)은 알레르기 비염, 23명(11.5%)은 아토피성 피부염으로 고생하고 있었다.

코맹맹이 소리. 이것은 코 알레르기가 있다는 뜻이다. 코 알레르기가 있는 아이들은 건강한 다른 아이들보다 성장 발육이 늦다.

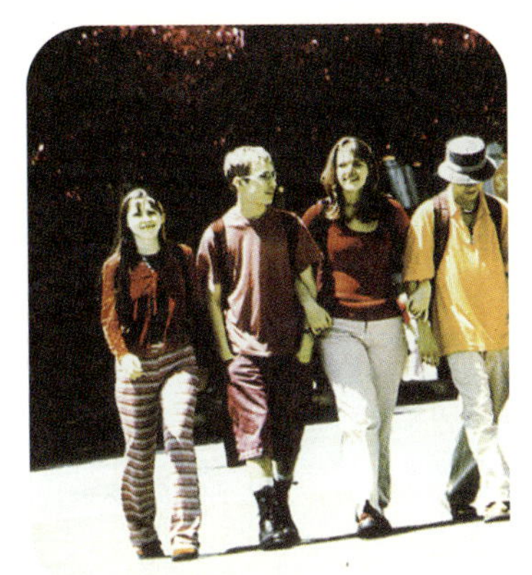

콧속 점막에 염증이 있어 늘 부어 있게 되고 이 때문에 코로 숨쉬는 것이 힘들어진다. 이렇게 되면 공기가 잘 들어올 수 없어 연쇄적으로 영양장애까지 일어난다.

코가 늘 막혀 있으니 냄새를 잘 맡지 못하게 되고 입맛이 없어 밥을 잘 먹지도 않게 된다.

또한 코막힘이 성장을 방해하는 것은 숙면을 이루지 못하기 때문이다. 성장호르몬은 깊이 잠을 잘 때 나오는데 코가 막혀 자주 깨기 때문에 성장에 지장을 받는 것이다.

코가 막히는 아이들이 산소를 많이 필요로 하는 운동을 기피하는 것도 성장을 막는 요인이다.

성
장

장
애

또래 집단에 비해 키가 작다고해서 모두 병적인 왜소증은 아니다. 일단 병적인 저성장을 의심해 보아야 하는 어린이는 또래 집단 평균치의 3% 미만에 드는 아이이다. 연령에 따른 키의 분포가 100명 중 3번째 이하인 경우가 기준이 된다.

■ **성장 장애가 의심되므로 의사의 진단을 요하는 경우**

100명 중 3번째 이하일 때

1년에 4cm 이하로 자랄 때

또래 아이보다 10cm 이상 차이가 날 때

반에서 3번째 이하일 때

사춘기가 되었는데도 여핵생의 경우 150cm 이하,
남학생의 경우 160cm 이하일 때

키가 작으면서 심한 비만일 때

부모의 키가 심하게 작을 때

성장은 특정한 시기에만 일어나는 것이며 이 시기를 놓치면 어떤 방법으로도 해결될 수 없는 것이므로 아이의 성장 속도를 잘 알아보고 치료가 필요하다면 서둘러야 한다.

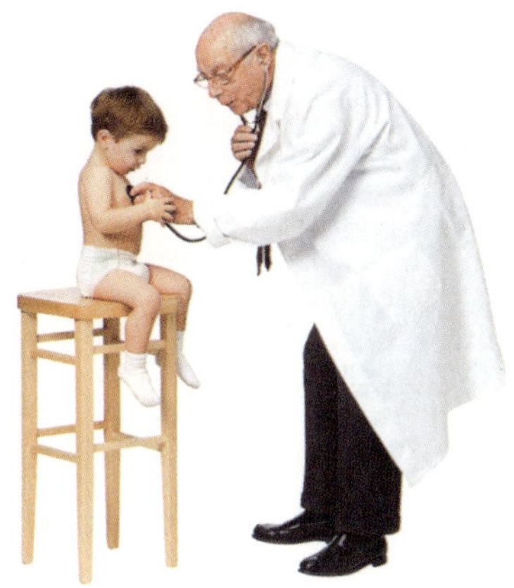

최근에는 성인들도 키가 클 수 있다는 식의 광고를 하는 경우가 종종 있지만 사실은 그렇지 않다. 남자는 만 17세, 여자는 만 15세 정도가 되면 더 이상 잘 자라지 않는다.

그러므로 성장 치료는 시기가 중요하다. 성장 치료를 할 때 한의학에선 개인의 원인과 체질에 맞게 한약을 투여한다. 키가 작아서 항상 고민에 쌓여 있는 아이들의 경우 개인의 체질에 따라 적절하게 치료해 주면 의외의 효과를 거둘 수가 있다.

이 때 가장 중요한 점은 키가 자라지 못하도록 저해하는 문제점을 정확히 찾아내는 것이다. 만약 우리 아이가 키 때문에 고민하고 있다면, 혹시 다음과 같은 문제점이 있는 것은 아닌지부터 꼼꼼히 살펴보자.

첫째, 밤에 자면서 혹은 낮잠 중에라도 식은땀을 지나치게 많이 흘리지 않는가?

적당한 땀은 체온조절과 노폐물 배설을 돕지만, 너무 지나치게 흘리는 땀은 뼈 속으로 들어가야 할 진액(영양분)이 몸 밖으로 빠져나가는 현상이므로 성장 발육을 저해한다. 침을 너무 흘리는 것도 여기에 해당한다. 진액이 샐 때는 이진탕에 승마, 백작약, 황연, 치자, 신곡 등을 가미해서 투여한다.

둘째, 항상 얼굴색이 나쁘면서 입맛도 없고 잔병치레가 심하지 않은가?

이는 기혈이 부족하기 때문인데, 기혈이 부족하면 아이들은 안색도 좋지 않고 잘 먹지도 않는다. 편식을 심하게 하는 아이들의 경우는 특별히 더 조심해야 한다. 이 때는 무엇보다 기혈을 북돋워줘야 한다. 기혈을 북돋는다는 것은 남자 아이는 심폐 기능을 튼튼하게 해서 싹이 잘 돋아나게 하고, 여자 아이는 허리 아래 다리를 보강해서 키를 크게 한다는 뜻이다. 팔진탕을 체질에 맞게 가감해서 투여하면 좋은 효과를 볼 수 있다.

셋째, 늦게까지 오줌을 싸거나 소변을 너무 자주 보지 않는가? 다리나 허리가 아프다고 하지 않는가?

이런 증상은 코가 짧으면서 콧구멍이 밖에서 들여다 보이는 아이들에게 많이 나타난다. 이는 뿌리 자체가 약한 것이 원인으로, 가감자황탕이나 육미지황탕, 가감팔미탕 등을 체질에 따라 처방하면 약

 코 건강한 아이가 키도 쑥쑥 크는 이유

했던 뿌리가 튼튼해지면서 키가 크게 된다. 게다가 다리가 아프거나 소변을 자주 보는 증상들도 동시에 사라지면서 건강해진다.

넷째, 손발이 유난히 차거나 입술이 늘 푸른색을 띠고 있지는 않은가? 혹시 음낭이 짝짝은 아닌가?

이것은 몸이 냉(冷)하다는 표시인데 몸이 냉하면 인체의 모든 조직이 차기 때문에 오장육부의 기능이 원활하지 못하다. 그러니 자연 성장 발육이 더딜 수밖에 없는 것이다. 특히 배 아프다는 소리를 자주 하는 아이들 가운데 허랭(虛冷)한 것이 원인이 되는 경우에는 이를 제대로 치료해 주면 건강을 회복하면서 키도 훌쩍 크게 된다.

다섯째, 눈동자에 힘이 없으면서 졸린 듯하고 조금 움직이고 나면 숨이 차지 않는가? 늘 말소리가 약하고 기운이 없지는 않은가?

기(氣)가 허한 아이들은 얼굴빛이 창백하면서 기운이 없고 쉽게 지치는데, 이것이 바로 키 크지 못하는 원인으로 작용한다.

여섯째, 다른 아이들에 비해 말이나 걸음이 너무 늦지는 않았는가?

일반적으로 말이나 걸음이 늦어지는 것을 대수롭잖게 여기는 경향이 있지만, 이것 또한 쉽게 생각해서는 안 된다. 왜냐하면 근본 바탕이 허약할 때 나타나는 현상일 수 있기 때문이다. 대체로 말이나 걸음이 늦되는 아이들은 겁이 많으며 태열도 심한 편에 속하고 변비로 고통 받는 경우가 많다. 육미지황탕과 보중익기탕 등을 체질에 맞게 투여하면 원기를 돋우고 근본 바탕을 튼튼히 해주므로 잔병치레도 줄어들고 발육 상태도 좋아진다.

일곱째, 밥을 먹을 때마다 깨작거리고 밥알을 세지는 않는가?

아이들은 먹는 대로 큰다고 한다. 그런데 아무리 야단을 쳐도 잘 먹지 않는 아이들이 있다. 대개 입이 작고 입술이 얇게 생긴 아이는 씹어 먹는 것에 도통 취미가 없다. 반면에 입이 크고 입술이 두툼하게 생긴 아이는 너무 먹으려고 해서 걱정이다. 어쨌든 아이가 지나치게 먹지 않으려 한다면 어떠한 원인이 있는지 찾아서 적절히 치료해 주어야 한다.

우선 신수기(腎水氣)가 부족하면 입냄새가 나면서 입맛이 까다로워질 수 있다. 신수기란 일종의 신장 기능을 말하는데, 신장이 나빠지면 아래서 끌어당기는 힘이 약해 잔병치레도 많고 식욕도 줄어든다. 이럴 땐 자음강화탕이나 신기탕 등을 투여하면 근본이 튼튼해지면서 식욕도 좋아지고 키도 부쩍 크게 된다.

또 비위 기능이 허약해도 잘 먹지 않는다. 비위가 약하면 음식 맛에도 아주 예민해서 조금만 이상해도 잘 먹으려 들지 않고, 억지로 먹이려 하면 금방 토해 버리고 만다. 비위기능을 북돋울 때는 이공산, 양위진식탕, 전씨이공산 등을 체질에 맞게 투여한다.

밥을 잘 먹지 않는 것도 이렇듯 개인마다 원인이 다르므로 정확한 원인을 찾아내는 것이 가장 중요하다.

여덟째, 너무 일찍 안경을 끼지는 않았는가?

요새는 유치원생들도 안경을 많이 쓰므로 이것을 자연스러운 현상으로 받아들이는 경향이 있다. 하지만 이는 아주 잘못된 생각이다.

눈은 간에 속하는 부위인데, 간 기능은 50세가 되어야 비로소 약해지기 시작한다. 그러니까 50세 이후에 안경을 쓰는 것이 정상이라는 얘기다. 그 이전에 안경을 쓰는 것은 간 기능이 나빠졌다는 증거일 뿐만 아니라 정기(精氣:심신 활동의 근본이 되는 힘)가 좋지 않다는 뜻이다. 따라서 안경을 쓴 어린이가 키가 작을 경우엔 정기를 돋우는 약을 투여하면 성장 발육에 도움이 된다.

처방은 개인별로 달라지는데 근시일 때는 정지환, 난시일 때는 신기탕, 원시일 때는 가미육미지황탕을 각각 투여하게 된다.

이렇게 키가 크지 않는 데에는 아이마다 체질에 따른 문제점이 있으므로, 단순히 키가 작다는 사실에만 급급해하지 말고 우리 아이에게 어떤 문제점이 있는지부터 꼼꼼히 살펴보는 지혜가 요구된다.

성
장
검
사

성장 치료를 할 때는 전체적인 시각으로 성장에 영향을 미치는 여러 가지 내적 외적 요소를 잘 살피는 것이 중요하다. 그래서 성장 종합 진찰을 하고 여러 가지 성장 검사를 하게 되며, 아이의 상태와 성장 정도에 따라 검사 내용과 치료 기간이 달라지게 되는 것이다.

■ 예상키 측정

아들 : 아버지의 키 + 13cm + 어머니의 키 / 2

딸 : 아버지의 키 − 13cm + 어머니의 키 / 2

유전적 영향이 절대적인 것은 아니지만 어느 정도인지 예상을 해 볼 수는 있다.

■ 성장호르몬 검사

혈액 속의 성장호르몬을 측정하여 그 분비량을 검사하는 것이다.

키가 자라는데 중추적인 역할을 하는 성장호르몬은 성장판이 닫히기 전까지는 뼈의 양쪽 말단부에 있는 성장판을 자극함으로써 세포분열에 의해 길이자람을 유도하고, 신진대사 증가, 면역기능의 증가, 에너지의 증가 효과도 있어 젊음을 유지할 수 있게 해 준다.

■ 혈액 검사

기본 혈액 검사와 당뇨병 확인을
위한 혈당검사로서 GPT(glu-
tamate pyruvate transami-
nase), GOT(glutamate oxa-
loacetate transaminase),
Glucose 검사를 한다.

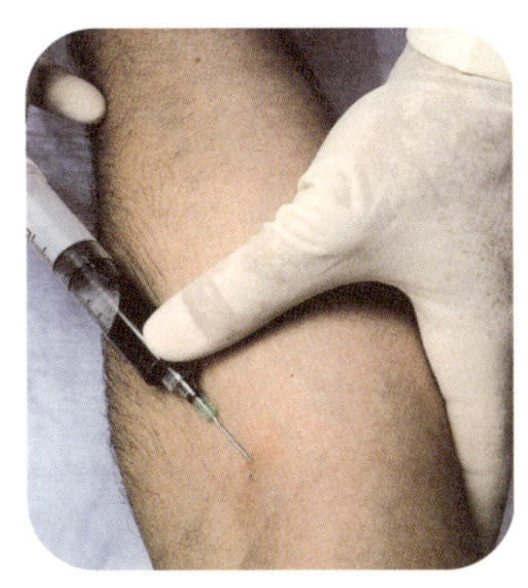

■ 체성분 검사

우리 몸에 근육은 얼마나 있으며 지방은 얼마나 있는지 또 얼마를
빼야 하는지 등을 확인하고 수분대사 장애로 인한 부종은 없는지 영
양상태는 어떠한지를 검사한다.

■ 소변 검사

당뇨병, 신장질환, 간질환 등을 확인하는 검사이다.

■ 체질 검사

개인별 사상체질을 검사하고 체질에 따른 성장 장애 요인을 확인
한다. 체질에 따라 성장 장애 요인이 다르고 치료법도 다르기 때문이
다.

■ 스트레스 검사

스트레스는 성장호르몬의 분비를 감소시킨다. 외부적인 영향의 스

트레스인지 내부적인 영향의 스트레스인지를 검사하여 어떤 스트레
스를 받고 있는지를 검사한다.

■ 초음파를 이용한 성장판 검사

X-ray나 초음파를 사용하여 성장판 검사를 한다. 초음파 영상은
골질분포를 영상화하여 정확한 골밀도 값을 얻을 수 있고 골밀도 측
정을 통해 골 연령과 성장판 분
석을 통해 성장진단을 정확히
할 수 있다.

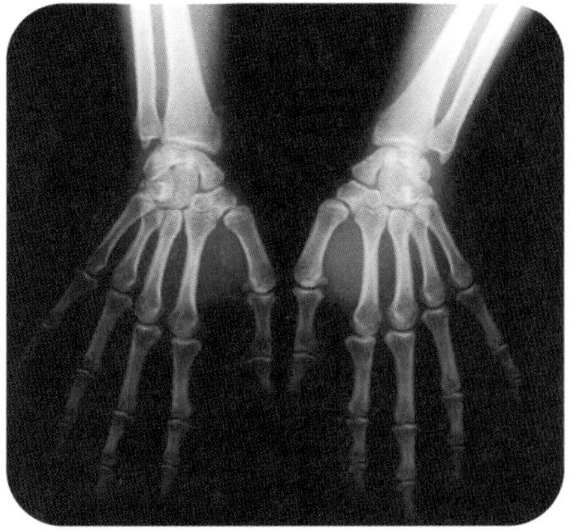

성장 치료는 무엇보다 시기가 가장 중요하다. 아이들이 맞는 2번의 급격한 성장기에 눈에 띌 정도로 키가 크지 않는다면 건강 상 문제가 있는 것으로 보고 하루라도 빨리 치료를 시작해야 한다. 성장시기를 놓치면 그만큼 키 성장 효과를 보기 어려우므로 시기를 잘 맞춰야 한다. 또한 성장판이 닫히면 아무리 노력해도 소용이 없으므로 성장판이 닫히기 전에 치료를 해야 한다.

■ 만 3살까지

출생 이후 정상적인 평균 성장 곡선은 다음과 같다.

출생시 52cm, 12개월까지는 1달에 평균 2cm씩 커서 약 25cm 자라 77cm가 되고, 24개월까지는 평균적으로 12.5cm가 커서 89~90cm가 중간키가 된다.

이 시기에 잔병치레를 많이 하였거나, 먹는 것이 부실하였다면 심각한 문제가 발생한다.

대부분의 아이들이 정상적인 체중과 키로 태어나지만 자라면서 키 차이가 많이 나게 되는데 이 시기에 평균적인 키만큼 자라지 못하면 항상 작은 키로 지낼 확률이 높다.

이 시기의 치료는 너무 이른 것 아니냐고 반문도 하지만 사실은 3돌까지의 성장이 일생에 있어서 가장 중요하다.

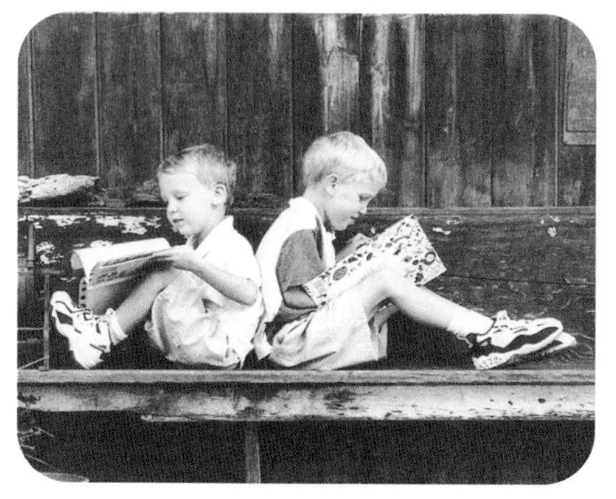

■ 36개월 이후~사춘기 이전까지

이 시기는 아이들이 유아원이나 유치원에서 단체 생활을 하기 시작하고 다양한 질병에 쉽게 노출되는 가운데 성장을 하게 된다.

이 때는 1년에 평균 5.5cm씩 자라야 하는데 1년에 평균적으로 4cm미만으로 자란다면 성장 장애라고 할 수 있다.

부모님의 키가 작고 아이의 키가 4cm미만으로 자란다고 해도 성장호르몬이 부족해서 안 크는 성장호르몬 결핍성 성장 장애는 극히 드물다. 따라서 이 시기에 더디게 크거나 남들보다 작다고 해도 성장호르몬 주사를 맞는 것은 좋지 않다. 성장호르몬 치료는 확실하게 성장호르몬 결핍증 환자에게만 제한적으로 사용하는 것이다.

한방, 생할요법, 운동, 체조 등의 방법으로 치료를 해야 한다.

■ 사춘기

남자아이의 사춘기는 음모, 음낭, 음경의 변화와 몽정을 기준으로 말하는데 몽정의 시기는 아이가 말을 하지 않는 한 알기 어렵기 때문에 음모가 나는 시기를 기준으로 삼는 것이 좋겠다.

이 시기는 체중이 약 44~50kg 될 무렵에 해당하고, 초등학교 6학년~중학교 1학년 무렵이며, 이때 평균키는 150~157cm정도이다.

이 시기에는 연평균 7㎝정도 자라게 되는데 사춘기가 시작이 되었는데도 5㎝미만으로 자란다면 빨리 치료를 서둘러야 한다.

이때 부모님들이 착각을 하는 것이 있는데 예전에는 너무 안 컸는데 그보다는 잘 크는 것 같다고 막연히 생각을 하고 있다가는 후회를 하게 된다는 것이다.

즉 남들은 사춘기 2년 동안 평균 14㎝가 자라는데 내 아이만 10㎝ 정도 자라거나 혹은 그 미만으로 자란다면 큰 키를 기대하기란 어렵다는 것이다.

남자는 음모가 나면서 제 2급성장기를 맞게 되는데 이 때는 성호르몬의 역할이 제일 크고 평균 2년간 14㎝정도 자란다. 그 이후에는 1년에 5㎝, 3㎝, 1.7㎝, 0.8㎝씩 자라고 성장이 종료된다.

여자아이의 경우에는 유선이 발달하는 시기부터 사춘기라고 볼 수 있는데 대개 초등학교 4학년, 체중 33~34㎏될 무렵에 해당하고 이때부터 급성장을 한다. 1년에 평균 6.8㎝씩 자라게 되고 체중은 5㎏씩 늘게 된다. 2년 정도 이렇게 성장을 하니 평균 13.6㎝가 자라는 것이다.

그런 과정을 지나면서 체중 43㎏전후, 키 150㎝정도가 되면서 생리를 시작한다. 이것을 초경이라고 하는데 진정한 여성이 되었다는 의미이며 축복을 해주어야 할 날이지만 키성장 측면에서 보면 반갑기만 한 것은 아니다. 초경을 하면 그 후에는 2년 정도 더 자라고 성장이 종료된다.

결론적으로 성장 치료를 하려면 사춘기 이전에 시작해야 한다.

초등학생이 1년에 4㎝ 미만으로 자라거나 표준 신장에 비해 10㎝ 이상 작고 심한 비만이라면 성장클리닉을 찾아보는 것이 좋겠고, 성장판이 닫히면 치료 자체가 불가능할 수 있으므로 여아는 초등학교 4~6학년, 남아는 중학교 1~3학년이 지나기 전에 치료를 해야 한다.

성장판이 열려 있다면 단기치료로 기대 이상의 효과를 누릴 수 있다. 생활습관이나 환경에 따라 다르지만, 한 달이면 평균 1㎝ 가량 키울 수 있다.

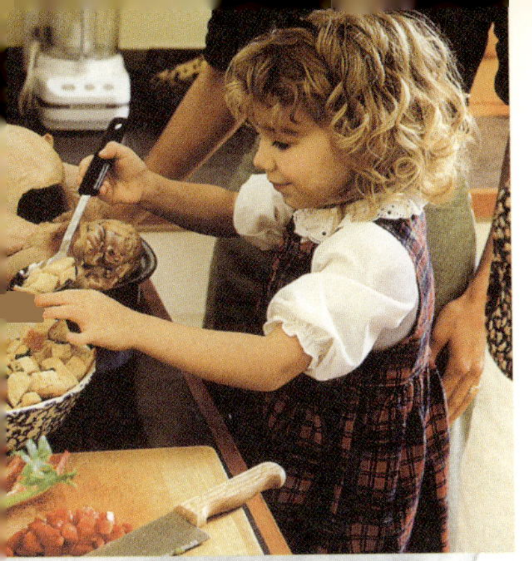

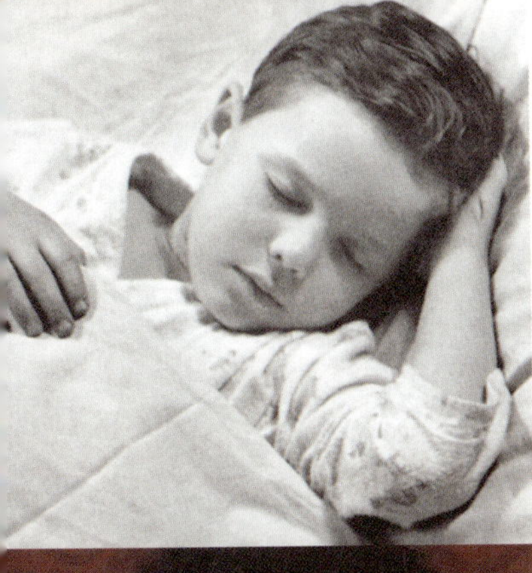

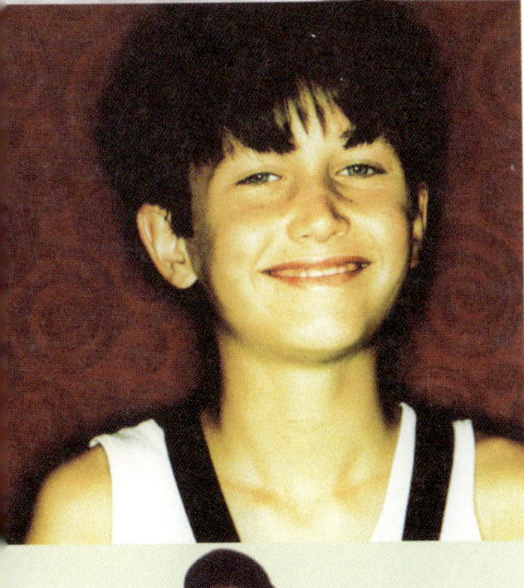

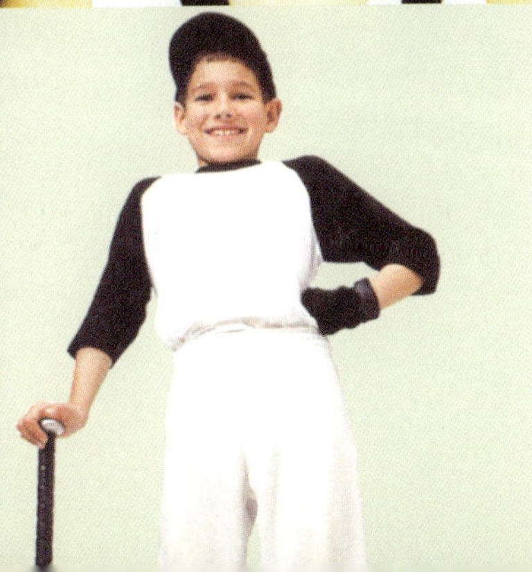

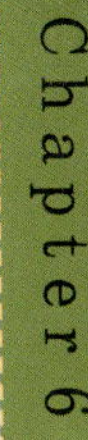

Chapter 6

10cm
더 크게

1

성장 촉진을 위한 치료

허약하고 키 작은 아이란 특별한 질환이 없는데도 발육이 늦고, 감기에 잘 걸리며, 자꾸 열이 나고, 배가 자주 아프며, 피로를 쉬 느끼고, 편도염과 소화불량 등을 반복하는 아이라고 할 수 있다.

소아치료에 있어서는 항상 성장 발육이라는 점을 염두에 두어야 하고, 질환에 대해서 뿐만 아니라 환자를 둘러싸고 있는 환경 등을 고려해야 한다. 즉 질환 중심의 치료만으로는 불충분하며, 환자의 전체를 치료하는 전인적인 의료가 필요한 것이다.

성장을 촉진시키는 치료는 크게 두 가지로 나눌 수 있다.

먼저 양방에서는 성장호르몬 치료가 있다. 이것은 아이가 왜소증, 성장호르몬 결핍증 등의 질환이 있을 때 호르몬을 주사로 투입하는 치료법이다. 매일 잠들기 30분 전 주사를 맞는 것으로 부작용은 별로 없다.

그러나 번거롭고 무엇보다 1년에 1천만 원 정도의 치료비가 필요하다. 중간에 치료를 중단하면 성장도 동시에 중단될 가능성이 있다. 이 치료는 10세 이전에 하는 것이 효과적이다. 대부분 전국의 대학병원에는 성장클리닉이 있어 호르몬 치료를 받을 수 있다. 하지만 치료 전에 반드시 전문의와 상담을 하고 치료받도록 해야 한다.

한방에서 성장 장애에 대한 치료는 한약을 위주로 한다. 뼈와 근육을 튼튼하게 해주는 약재를 중심으로 개개인의 상태에 따라 적당히 처방한다.

한방치료의 장점은 부작용이 적다는 것과 성장 장애를 치료하면서 면역 기능을 향상시키고 동시에 체질도 변화시키기 때문에 몸 전체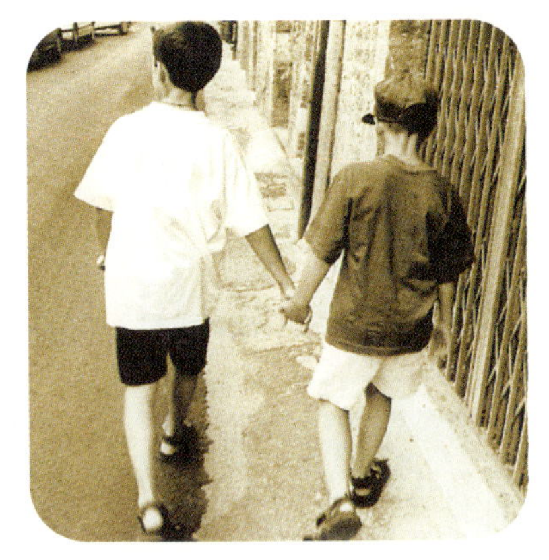가 균형있게 좋아진다는 것이다. 그러나 성장판이 닫히기 전에 해야 효과가 있다.

유전적 이상이나 호르몬 계통에 이상이 있는 경우에는 한방 치료보다는 양방의 외과적 치료법을 따라야 한다.

그러나 신체적으로 건강한데도 불구하고 성장에 문제가 있는 경우에는 아이의 체질을 고려한 기본 처방에 성장호르몬의 체내 분비를 증가시키는 한약재를 첨가하는 것이 일반적인 방법이다. 만약 신체적인 다른 질병이나 이상 상태가 성장에 영향을 미치고 있으면 그것을 교정하는 것과 성장 치료가 병행되어야 한다.

주로 기가 약한 어린이를 위해 기혈순환을 높여주는 약물요법과 척추가 휘어 성장을 방해하는 일이 없도록 정기적인 척추교정을 실시하고 있다. 인체의 경혈 중 키가 크도록 하는 경락 부위에 침을 놓는 침요법과 바른 성장을 도와주는 요가도 함께 실시한다.

한방에서는 수 천년 전부터 아이의 성장과 발달을 위하여 경락 자극 맛사지를 시행해 왔는데 이것을 '소아 추나요법' 이라고 한다.

여기에 인도에서 기원한 아로마요법이 결합되어 치료효과가 더욱 상승되었다.

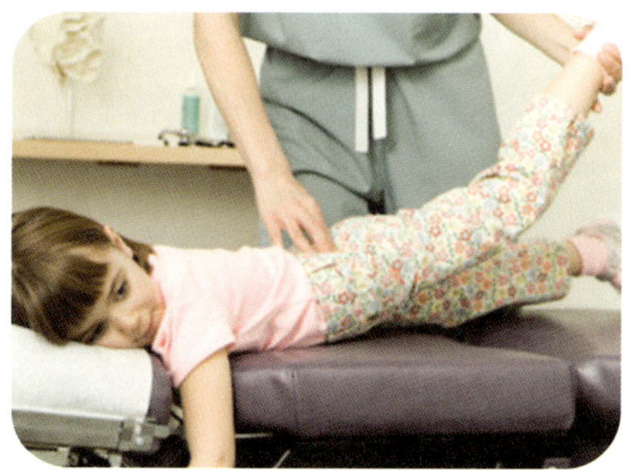

이밖에 정신적인 자세도 중요하다. 의사와의 편안한 면담을 통해 '나도 키가 클 수 있다' 는 자신감과 믿음을 아이에게 심어주는 정신적 치료도 병행한다.

성장에 도움을 주는 한약재들이 있다. 증상에 따라 알맞게 처방하면 키 성장을 극대화시킬 수 있다.

녹용

사슴의 어린 뿔로 골수, 근육, 뼈를 강화해 소아 성장 발육에 효능이 있다. 성장판을 잘 열리게 하여 뼈의 자람과 성장을 도와주는 효능이 많으며, 골절 형성 촉진과 성장하는 뼈에 풍부한 혈액을 공급하는 조혈작용이 있어 키를 잘 자라게 한다.

또한 코 점막을 튼튼하게 해 주고 면역기능을 향상시키며 기침을 없애 주기도 한다.

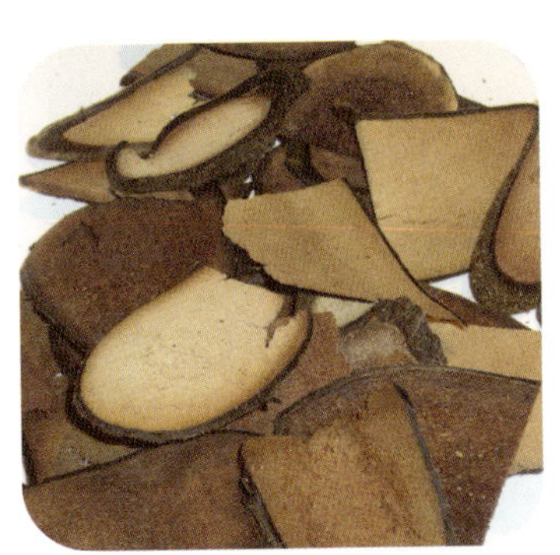

홍화씨

국화과에 속하는 홍화는 꽃과 씨가 모두 약으로 쓰인다. 꽃은 혈액순환을 촉진하고 경맥을 소통시키며 통증을 멎게

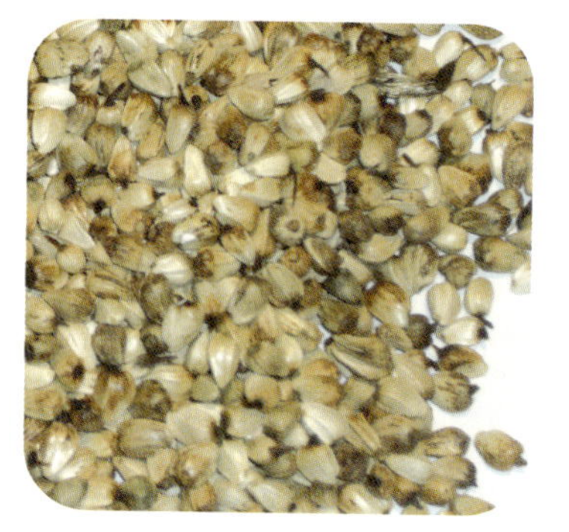

하므로 어혈, 생리통, 타박상 등에 쓰이며, 씨는 골조직 세포의 기능을 강화시켜 뼈의 발육을 촉진시켜 주므로 골절, 성장기의 뼈 발육에 처방된다.

백복령

소나무 뿌리에 기생하는 복령은 몸 안의 수분대사를 원활하게 하고 비장을 튼튼하게 하며 위장을 조화롭게 하는 효능이 있다.

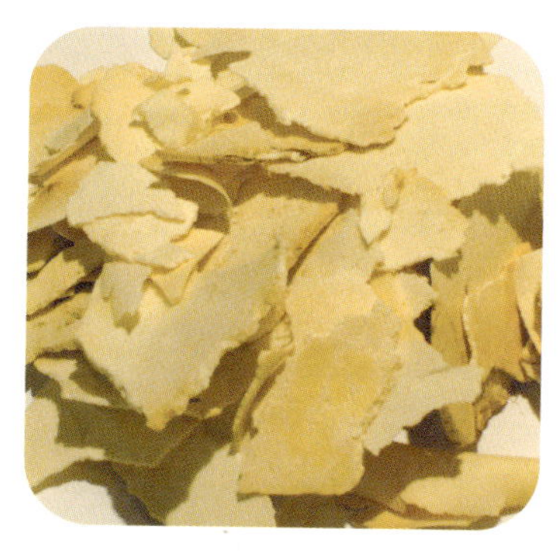

특히 심신을 안정시키는 효과 또한 뛰어나 수험생들의 입시에 대한 스트레스를 없애주고, 수면부족으로 인한 성장 장애를 치료한다.

우슬

우슬은 뿌리를 말려 사용한다. 근맥과 뼈를 튼튼히 하며 어혈을 몰아내고 피를 아래로 끌어내리는 효능이 있어 허리나 무릎의 시큰한 통증을 다스리고 경맥과 뼈의

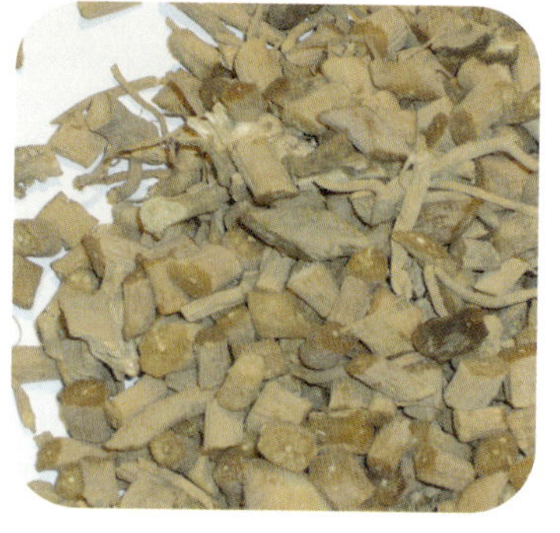

무력감을 개선한다.

특히 뼈와 신체의 성장 발육과 생식을 주관하는 신장을 튼튼하게 하므로 어린이의 키를 크게 하는 데 좋은 효과가 있다.

두충

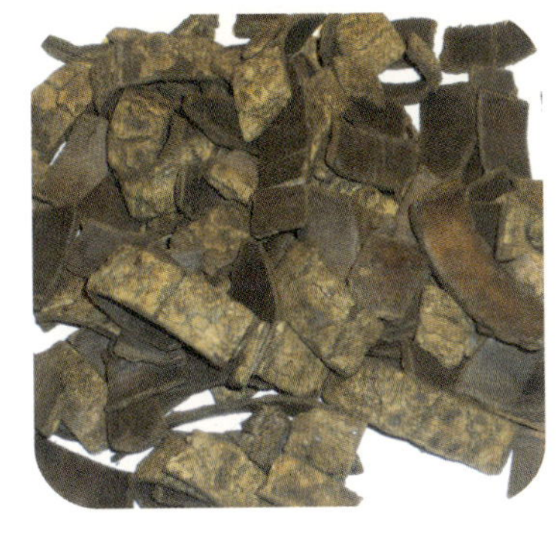

두충나무의 껍질을 말린 두충은 간장과 신장을 보하고 근맥과 뼈를 튼튼하게 한다.

특히 허리와 무릎을 강화하고 간혈을 풍부하게 공급하여 근육과 각 기관의 성장 발육을 촉진시키고 관절과 뼈를 튼튼하게 만든다.

고혈압에도 좋으며 자양강장제로 뇌를 튼튼하게 하기도 한다.

복분자

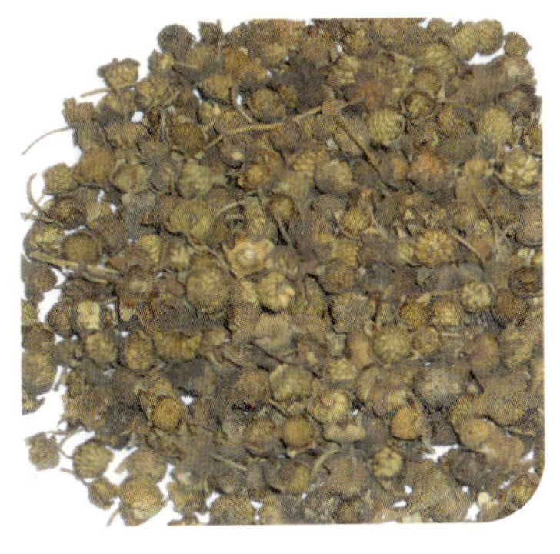

복분자는 신장의 기능을 돕고 원기를 복돋아준다. 특히 유아의 오줌싸개 치료에 효과적이고 뇌하수체에 작용하여 성장호르몬 분비를 왕성하게 하며 오장육부 기능을 안정시켜 신체의 균형잡힌 성장을 유지시켜 주고 관절부의 인대, 근육 발육을 원활하게 한다.

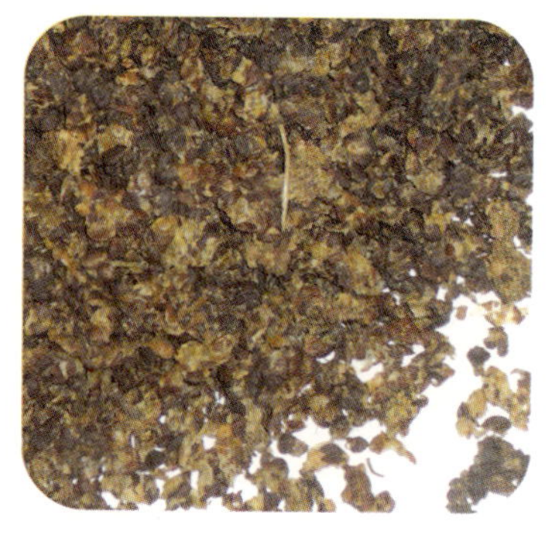

토사자

실새삼의 종자인 토사자는 신장을 보하고 정력을 복돋아주며 간장의 기능을 좋게 하면서 눈을 밝게 하는 효능이 있으며, 이명, 신경쇠약에도 효과가 있다.

그리고 뼈를 다스리며 성장 발육과 생식을 주관하는 신장을 튼튼히 하므로 어린이의 키를 크게 하는 데도 주로 처방된다. 소아의 성장 발육에 도움을 주나, 과다복용시 사춘기를 앞당겨 성장을 저해할 수 있으니 신중히 복용하는 것이 좋다.

속단

산토끼 꽃의 뿌리를 말린 것으로 뼈와 신체의 성장 발육과 생식을 주관하는 간과 신장을 튼튼하게 하고 골밀도를 높여주고 혈맥을 조화롭게 한다.

특히 골밀도를 높여주고 간혈을 풍부하게 공급하여 근육과 각 기관의 성장 발육을 촉진하므로 어린이의 성장 치료에 좋은 효과가 있다.

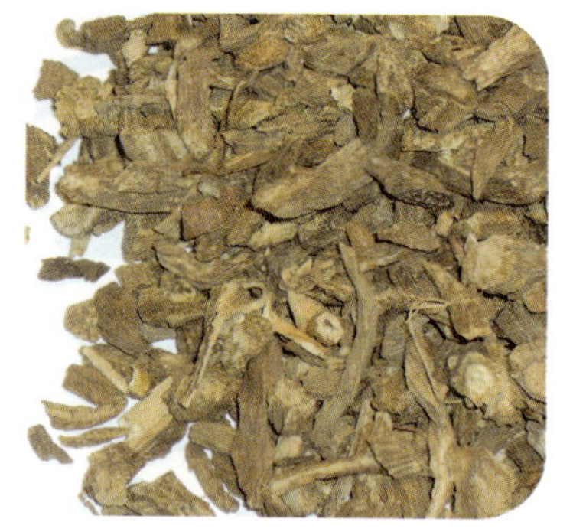

산조인

멧대추나무의 종자를 건조한 것
으로 정신 기능과 밀접한 약재로
불면증, 과도한 정신적 스트레스
해소에 좋고, 마음을 안정시키며,
숙면을 유도한다. 꿈을 많이 꾸거
나 잘 놀라거나 가슴이 답답하고
뛰는 증상에 좋다.

성장호르몬 분비를 촉진시키는
효능이 있어 성장기 아이들에게 좋다.

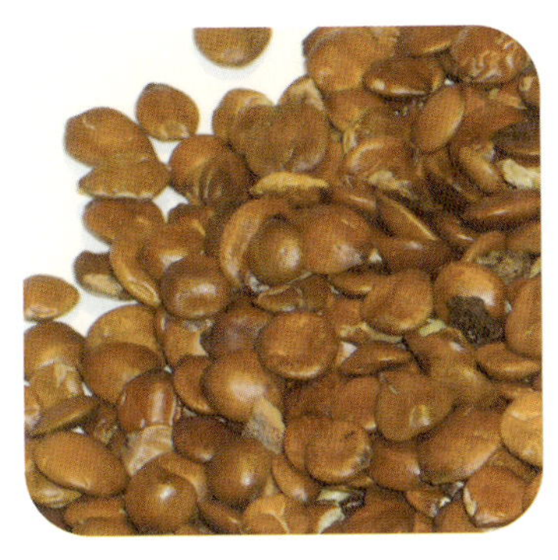

녹각

사슴의 굳은 뿔로 뼈 발육의 필
수적인 칼슘을 공급하는 녹각은
척추에 작용하여 자세를 바르게
하고, 혈액순환을 촉진하며, 어혈
을 없애주며, 신장기능과 간기능
을 도와준다.

근육과 뼈를 튼튼히 해 주어 허
약하고 마른 아이들의 성장 촉진에
처방된다.

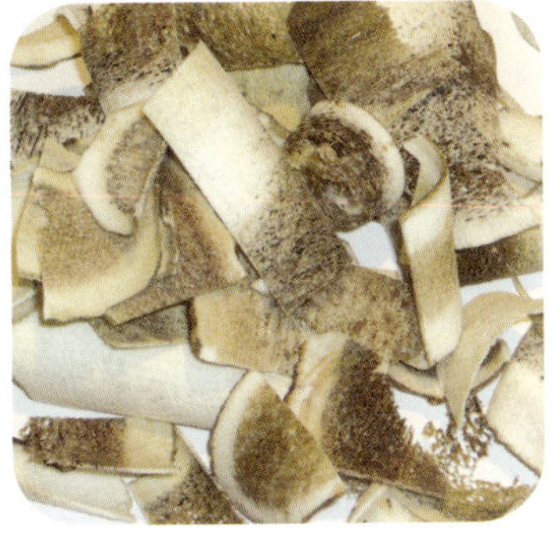

백출

　삽주의 뿌리인 백출은 위장기능을 높이므로 소화기 질환에 사용된다. 위의 화기를 없애고 위가 허한 것을 보해주며 입맛을 돋워주는 효능이 있으며, 식욕부진에 의해 성장 발육이 더딘 증상을 개선하는 데 좋은 효과가 있다.

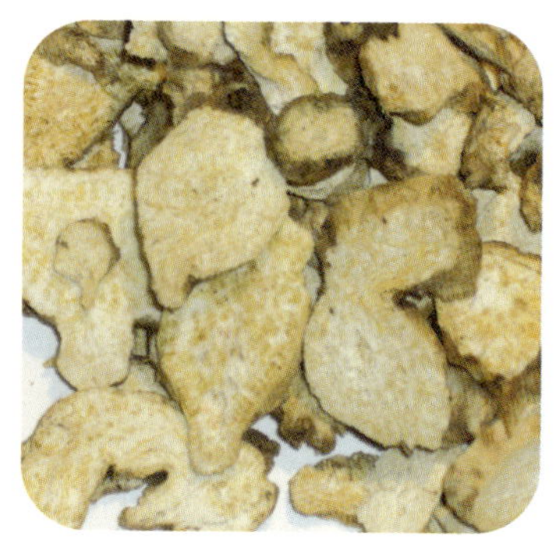

■ 인삼양위탕 : 위나 장이 약해 소화불량, 설사, 복통 등의 증상이 있는 아이에게 좋다. 창출, 후박, 진피, 반하, 적복령, 곽향, 생강, 대추 등을 쓴다.

■ 가미장담보심탕 : 잠을 깊이 자지 못하며 소심하고, 스트레스가 많고, 겁이 많은 아이로 잠꼬대를 잘하는 아이 즉 신경이 예민한 아이에게 좋다. 용안육, 향부자, 백복신, 진피, 당귀, 산조인, 천문동을 쓴다.

■ 선방패독탕 : 목이 잘 붓고 열이 나고 감기에 잘 걸리는 아이에게 좋다. 금은화, 연교, 패모, 천산갑, 조각자 등을 쓴다.

■ 이진탕 : 기침을 자주 하고, 가래가 많으며, 소화불량 증상이 있으면서 키가 크지 않는 아이에게 효과가 좋다. 반하, 적복령, 감초, 생강 등을 쓴다.

■ 녹용보혈탕 : 녹용, 인삼, 당귀, 천궁, 백작약, 숙지황, 백출, 백복령, 감초, 황기 등을 쓰면 키가 크게 되고 발육이 좋아진다.

■ 육미지황탕 : 행동이 산만하고, 맥이 빠르며, 피부가 건조한 아이에게 효과가 있다. 숙지황, 산약, 산수유, 백복령, 목단피, 택사 등을 쓴다.

왜 잠을 자야 하는가?

수면은 인체에서 가장 활발하게 활동하고 있는 뇌를 쉬게 하여 피로를 회복하게 한다. 잠은 몸을 움직이지 않고 체온을 낮춰 낮 동안 써버린 에너지를 보충하는 에너지 보전 기능과 중추신경 발달에 중요한 역할을 한다.

따라서 건강 및 성장을 촉진시키기 위해서는 자연의 리듬에 맞추어 수면을 취하는 것이 중요하다. 잠은 적절한 식사와 운동처럼 우리의 건강에 매우 중요하다.

수면은 주기적으로 발생하는 과정으로, 선택이 아니라 필수적인 생리현상인 것이다. 과학자들이 왜 인간에게 수면이 필요한가에 대해 연구하고 있는데 수면은 생존을 위해 필요한 것으로 알려져 있다.

예를 들어 정상적으로 수면을 취한 쥐는 2~3년간 살지만, REM수면을 빼앗긴 쥐는 약 5주 밖에 살지 못했고, 잠을 자지 못하게 하면 약 3주 밖에 살지 못했다.

수면의 부족은 면역기관에도 나쁜 영향을 미치고 뇌 안에 있는 생물학적 시계가 수면과 각성 주기를 관장하므로 수면부족은 피곤, 혼돈, 정서불안, 집중력 장애, 감각 장애 등 여러 가지 부작용을 유발한다.

평소보다 4시간을 못자면 반응속도는 45%가 느려지고

잠을 전혀 자지 않고 꼬
박 세우면 반응시간이
평소의 2배로 길어지게
되므로 즉흥적인 반응
이나 재치, 순발력, 창
의력 등이 떨어진다.

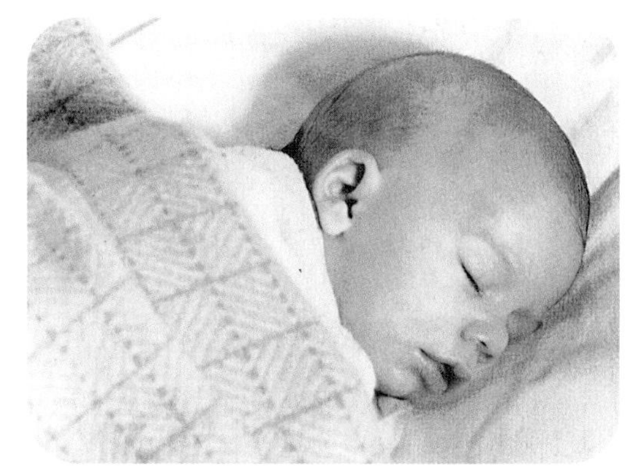

수면은 또한 신경계
가 적절하게 작용하는
데 필요한데 충분한 수
면을 취하지 못하면 집중력이 떨어져 공부에도 지장을 준다.

또한 수면부족은 정상적인 성장호르몬 분비를 저하시켜 성장을 방
해한다. 성장기에 있는 아이들의 경우 잠자는 동안 분비되는 성장호
르몬은 하루 중 분비되는 양의 약 70% 정도이다.

성장호르몬은 잠을 잘 때에 가장 많이 분비되기 때문에 키는 잠을
자는 동안 큰다. 잘 자는 아이가 키도 잘 크는 것이다.

성장호르몬은 보통 잠든지 45~90분 뒤, 저녁 10시~새벽 2시에 평
소보다 40배 이상 분비된다. 그러므로 이 때 잠을 자야 한다. 그리고
숙면을 취해야 한다.

자면서 자라는 아이들

우리는 "잠을 잘 자야 잘 자란다"는 말을 많이 듣는다. 뇌하수체에서 하루 동안 분비되는 성장호르몬의 70%는 수면 중에 분비되기 때문이다.

미국 시카고대학의 이브밴코터 박사가 발표한 연구결과에 의하면 잠을 잘 때가 깨어 있을 때보다 약 3배 정도의 성장호르몬이 분비되는 것으로 밝혀졌다.

성장호르몬은 잠들기 시작해 2시간쯤 지나 숙면에 접어들 때 특히 활발하게 분비되는데 시간으로 보면 평균 밤 10시에서 새벽 2시 사이이다. 성장기의 아이들이 일찍 잠자리에 들어야 하는 이유가 바로 이 때문이다.

깊은 수면 중에 성장호르몬이 혈액으로 방출되어 온 몸을 돌아다니며 뼈를 두껍고 길게 하는 것이다. 그래서 아이들의 키가 크려면 성장할 시기에 충분한 수면을 취해야 하는 것이다.

또한 잠을 잘 때는 발과 척추뼈가 편안해지기 때문이다. 자연스런 자세로 누워 있으면 척추뼈와 발 부위가 긴장 상태에서 벗어나게 되고 그 관절은 계속 성장하게 된다.

아이들의 체중이 20~50kg이라고 해도 하루 종일 체중을 지탱해야 하는 발과 척추뼈는 상당한 부담을 받게 된다. 하루종일 받은 긴장을 풀어주고 관절과 뼈 끝의 연골이 다시 힘을 보충하는 것이 잠을 자는 시간이다.

같은 아이라도 밤보다 아침에 일어났을 때가 0.5~1cm 가량 더 큰 것을 보더라도 잘 알 수 있다.

그러므로 척추와 발 관절이 펴지는 시간인 잠자는 시간은 성장에 있어서 필수적인 것이다.

또한 잠을 자는 시간에는 충분한 휴식을 취할 수 있어 신체의 노폐물이 배출되고 새로운 조직이 생겨나게 한다. 키가 자라는 것은 주로 연골 세포의 증식에 있다. 충분한 잠으로 연골세포의 증식이 잘 이루어져야 키가 커질 뿐만 아니라 신체 내부의 내장기관도 튼튼하게 자라는 것이다.

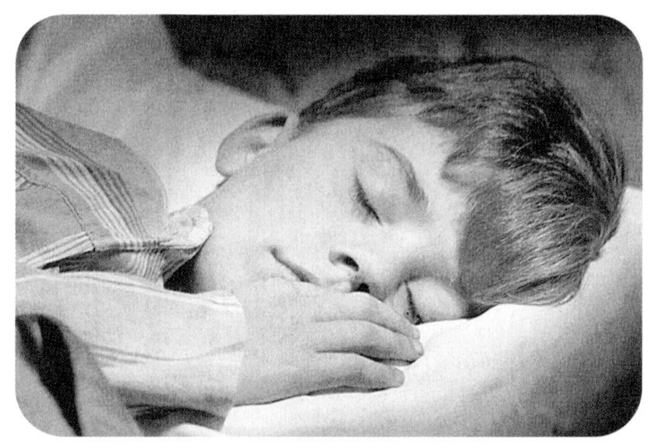

성장에 도움이 되는 잠을 자려면

아기들 중에는 밤과 낮이 바뀌어서 밤에는 놀고 낮에는 잠을 자는 아이들도 많다. 잠을 자는 것이 아이의 성장에 도움이 되지만 이에 못지 않게 언제 어떻게 자느냐도 중요하다.

아이들은 자면서 자란다는 말이 있다. 그러므로 밤 10시부터 새벽2시까지는 반드시 깊은 잠을 자야 한다. 이 시간은 성장호르몬이 가장 왕성하게 분비되는 시간이기 때문이다. 잠들고 난 후 2시간이 지나면 성장호르몬 분비가 최고조에 달한다. 그러므로 반드시 10시 이전에 잠자는 습관을 들여야 한다.

필요한 수면의 양은 개인마다 차이가 있지만 보통 신생아의 경우는 약 18시간, 유아 및 초기 소아기는 약 10시간, 사춘기 때는 약 8시간, 성인은 약 7~8시간을 자야 한다.

요즘 많은 어린이들이 밤늦게까지 컴퓨터 게임이나 인터넷에 빠져 있는데 이런 습관은 성장에 많은 지장을 초래한다.

또 오래 자더라도 잠을 푹 자지 못하고 설치는 경우가 많은 어린이들은 키가 크는 데 지장을 받는다. 단잠을 자야 성장호르몬이 잘 분비되므로 선잠에 빠지지 않도록 지나친 낮잠을 피하고 밤에 깊은 잠을 자도록 해야 한다.

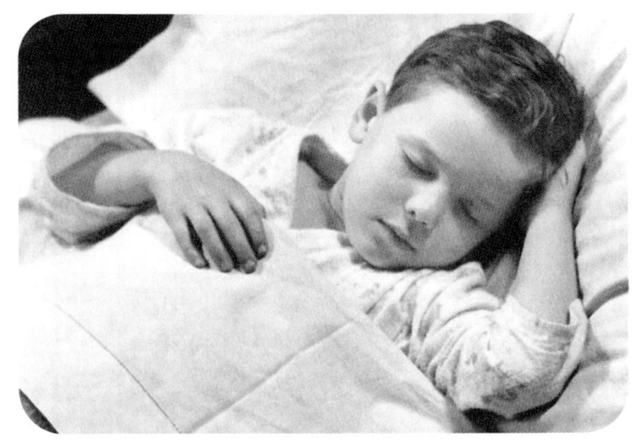

잠을 잘 때는 엎드려 자지 않도록 하고 잠자리는 약간 딱딱한 것으로 하는 것이 좋다. 너무 푹신한 침대보다는 바닥에 이불을 도톰하게 깔고 자는 것이 척추를 곧게 펴 주고 성장호르몬의 분비를 활성화시킨다. 베개는 낮은 듯하면서 평평한 것이 좋고 온도는 20도, 습도는 50~70% 정도를 유지하는 것이 좋다.

자기 전에 동화책을 읽어주거나 음악을 들려 주는 것도 좋은 방법이다.

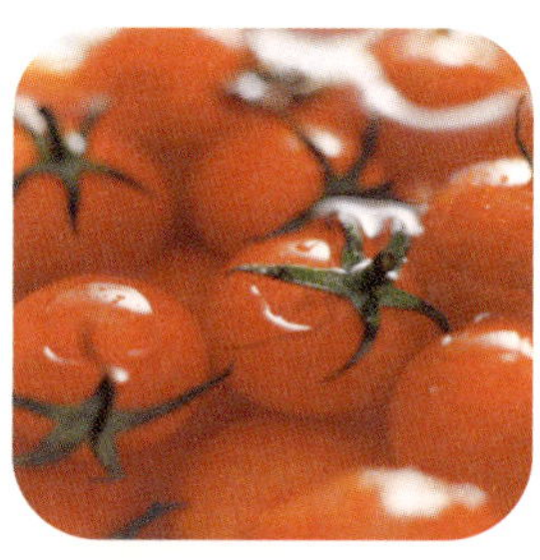

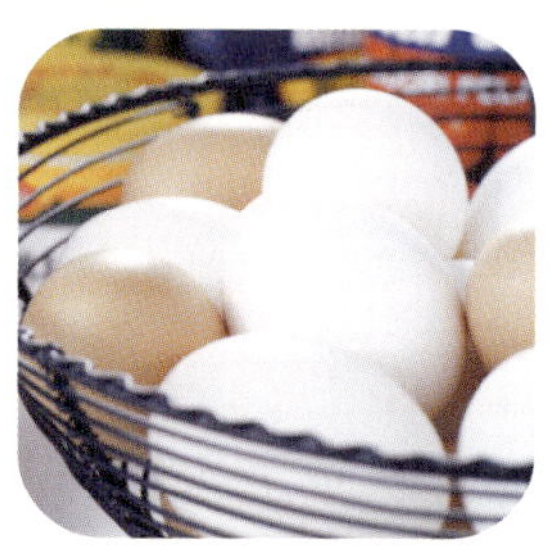

■ 귀리, 사탕수수, 쌀, 생강, 토마토, 바나나, 보리 등 멜라토닌 함유량이 높은 식품

■ 뼈째 먹는 생선, 계란, 해조류, 유제품 등 칼슘 함유량이 높은 식품

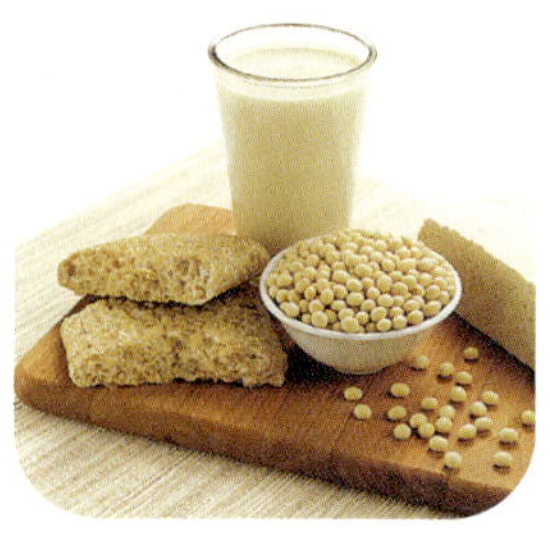

■ 콩, 견과류, 호박씨, 아몬드, 땅콩, 두부, 칠면조, 닭 등 트립토판 함유량이 높은 식품

숙면을 취하는 것은 굉장히 중요한 문제이다. 잠을 설치게 될 경우 하루동안 쌓인 피로는 제대로 해소되지 않고 그 다음날 생활에까지 영향을 미치게 된다.

다음 말하는 몇가지를 숙지한다면 훨씬 더 편하게 잠자리에 들 수 있을 것이다.

1. 낮에 최선을 다해 열심히 일한다. 열심히 일하는 사람이 빈둥거리는 사람보다 잠을 깊이 잘 확률이 높다.

2. 낮잠을 자지 않는다. 약간의 낮잠이 보약보다 좋다는 것은 사실이지만 불면 증세가 있는 사람은 낮잠이 밤의 잠을 망치게 하는 요인이 된다.

3. 커피, 녹차, 소다음료, 코코아, 초콜릿 등 카페인이 많은 음식물을 피한다. 사람마다 다르지만 어쨌든 카페인이 담긴 음료는 깊은 잠을 방해하므로 이런 음식물은 적어도 잠자기 전 6시간 내에는 먹지 않는 것이 좋다.

4. 잠을 자는 시간과 일어나는 시간을 일정하게 한다. 불

숙면을 취하려면

규칙한 잠 습관은 깊은 잠을 자는 데 장애요소가 된다.
주말이나 일이 늦게 끝나는 경우에도 일정한 시간에 일어나는
것을 습관화해야 한다.

5. 자기 전에 술을 마시지 않는다. 술기운에 잠을 청하는 사람도 있
   고 술을 마시면 잠이 잘 오는 사람도 있지만 그것은 깊은 잠이
   아니다. 오히려 더 피곤함을 느끼게 된다.

6. 규칙적으로 운동을 한다. 육체적인 활동은 정서적인 긴장감을
   풀어주고 육체를 움직인만큼 깊은 잠을 자도록 도움을 준다.

7. 잠을 자기 전에 따뜻
   한 물로 목욕을 한다.
   혈액순환을 도와주고
   긴장을 풀어주어 잠자
   기가 수월해진다.

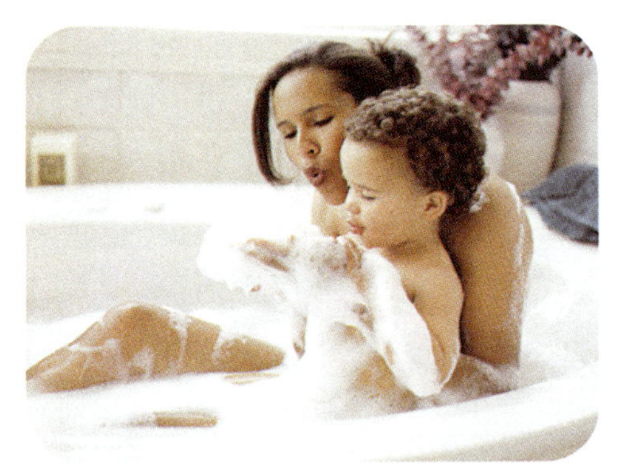

8. 그날 있었던 안 좋은
   일은 털어버리는 것이
   좋다. 언짢은 감정이나 생각은 스트레스를 주고 엎치락뒤치락하
   게 만들며 잠이 들어도 깊은 잠이 들지 않게 한다. 처음부터 뜻
   대로 되지는 않겠지만 자기 전 맘을 털어버리는 훈련을 반복하
   면 많은 도움을 얻을 수 있다.

 코 건강한 아이가 키도 쑥쑥 크는 이유

9. 텔레비전을 틀어놓은 채 잠을 청하지 않는다.

10. 불을 완전히 소등하는 것이 좋다. 불을 켜놓고 잠을 잘 경우 시
    신경이 그 불빛의 영향을 받는다. 깜깜한 게 정 싫다면 미등을
    켜놓다가 그나마도 끄도록 하는 것이 좋다.

11. 잠자기 전에 음식을 먹지 않는다. 음식을 먹고 잠이 들 경우 위
    와 장이 밤새 소화를 시키기 위해 활동을 해야 한다. 그만큼 깊
    이 잘 수가 없고 피곤할 수 밖에 없다.

7

잘 먹어야 잘 큰다

키가 자라는 데 있어 식생활은 무엇보다 중요하다. 음식은 활동을 하는데 필요한 에너지를 공급할 뿐만 아니라 성장기 청소년들의 경우 몸을 만드는 즉 키를 크게 하는데 필요한 재료가 되기 때문이다.

경제가 급성장하여 국민들의 충분한 영양섭취가 가능해졌다. 1980년 167.4cm던 20세 남자의 평균신장이 2000년에는 173.4cm로 20년간 6cm 정도 커졌다.

이에 반해 북한은 경제 여건이 어렵다보니 국민들의 영양상태가 좋지 않아 같은 기간 평균신장이 2~3cm 감소하는 상황에 처해 있다.

이는 먹는 것이 얼마나 키의 성장에 큰 영향을 주는 것인지 잘 알 수 있다.

어린 시절 박지성(25 · 175cm)은 일기에 이렇게 적었다고 한다. "골고루 먹어 키가 커져서 축구를 더 잘 할 수 있도록 노력할 것이다."

안정환(30 · 178cm)도 "아마 잘 먹었으면 키가 5cm는 더 컸을 것"이라고 말한 적이 있다.

어린이가 무럭무럭 크려면 잘 먹어야 한다. 세계보건기구(WHO)도 "유전이나 인종적 요인보다 영양 상태, 식습관, 환경, 의료 등이 어린이의 성장에 더 큰 영향을 준다"

고 발표한 바 있다.

그렇다고 마구 먹으면 안된다. 뚱보가 될 수 있기 때문이다.

하루 세 끼를 제 시간에, 30분에 걸쳐 먹고 한 입에 30번 쯤 꼭꼭 씹어 먹어야 성장에 좋다.

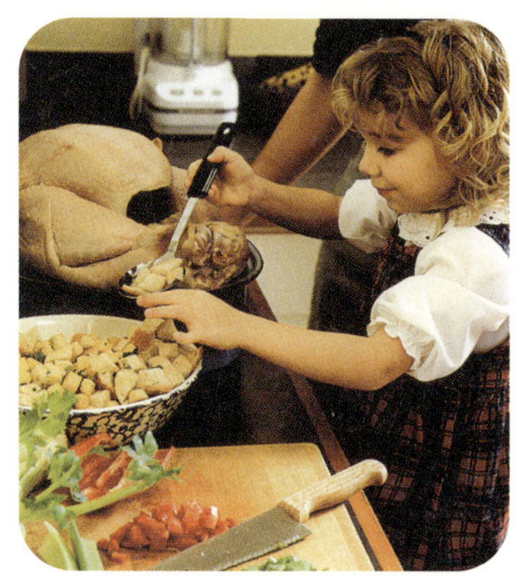

시금치, 홍당무 등 녹황색 채소, 살코기, 콩, 간이나 식물성 기름을 많이 먹는 것이 좋다.

반면 라면, 인스턴트식품이나 카페인 성분이 든 식품은 피해야 한다. 간식이나 야식도 피해야 하며 잡곡밥도 가려 먹어야 한다.

성장이 늦은 어린이 가운데는 비위 등 소화기 계통이 허약한 케이스가 많다. 너무 어린 나이에 잡곡을 먹으면 소화 기능이 약해질 수 있으므로 조심해야 한다.

성장에 가장 좋은 식습관이란 5가지 영양소인 단백질, 탄수화물, 지방, 비타민, 무기질을 골고루 섭취하는 것이다. 그중에서도 키가 잘 자라기 위해서는 몸의 구성요소가 되는 단백질과 칼슘이 많이 들어있는 식품을 충분히 섭취해야 한다.

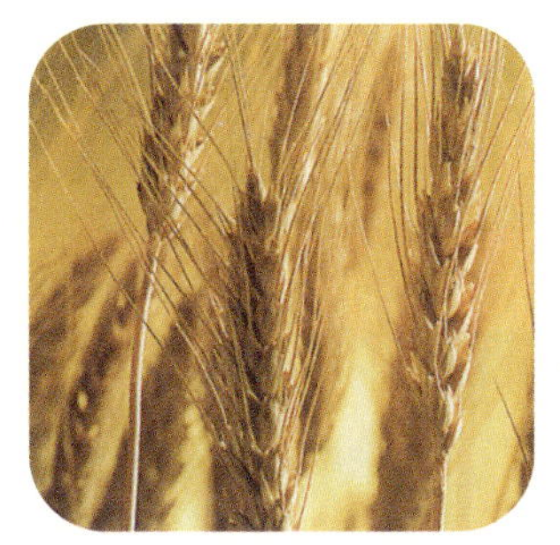

쌀 , 보리, 밀 등의 곡류와 감자류에 있는

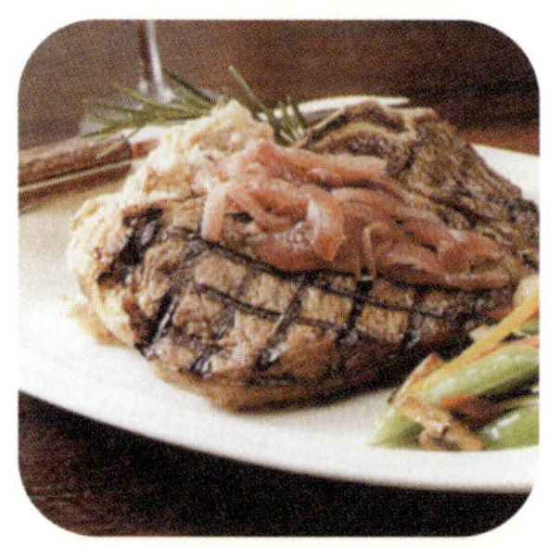

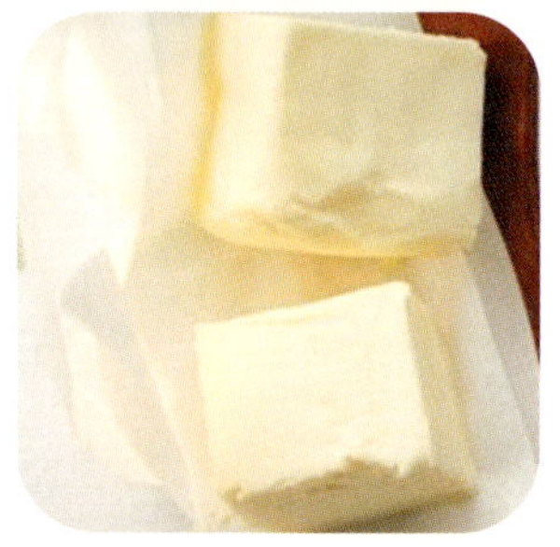

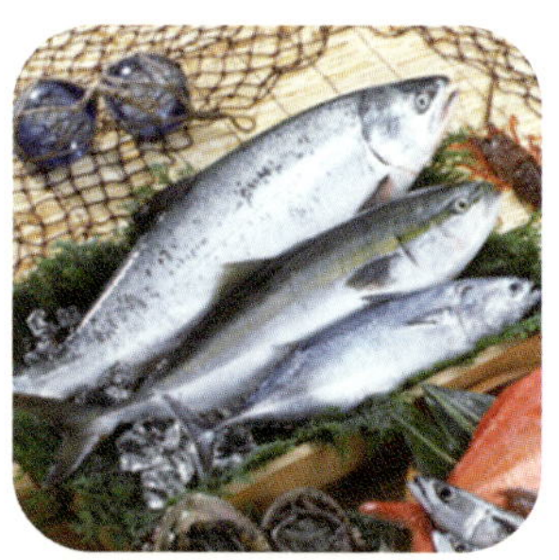

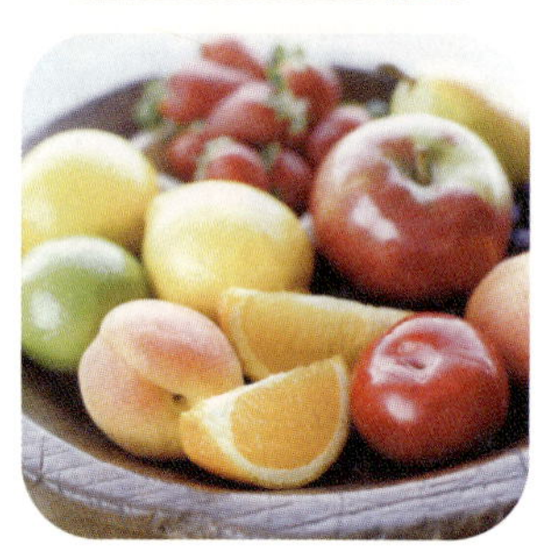

탄수화물은 주된 에너지 공급원으로 단백질을 절약하는 작용을 하며 혈액 내에서는 일정한 혈당 유지에 관여한다.

육류, 어류, 콩류, 알류에 있는 단백질은 몸을 자라게 하고 두뇌의 발달을 돕고 피와 살을 만들며 병에 대한 저항력을 높여준다.

식물성 기름, 땅콩, 버터 등에 있는 지방은 에너지 발생률이 제일 높은 에너지원이며 필수지방산을 공급해 준다.

유유, 치즈, 멸치, 뼈째먹는 생선 등에 있는 칼슘은 뼈와 혈액을 구성하는 근원이 된다.

녹황색 채소, 과일류에 있는 비타민은 탄수화물, 단백질, 지방의 에너지 대사에 관여하며 체내의 여러 가지 기능을 조절한다.

어떤 영양소든 부족해지면 안되지만 너무 과잉이 되어서도 좋지 않다. 모든 영양소를 골고루 잘 먹는 것이 중요하겠다.

식품군	식품	식품 명	체내작용	구분
단백질	고기류 및 생선류	쇠고기, 돼지고기, 닭고기, 소시지, 고등어, 정어리, 청어, 참치, 꽁치, 조개, 굴, 동태	몸을 구성하는 근육이나 혈액, 뼈 등의 근원이 된다	구 성 식 품
	난류	달걀, 메추리알		
	콩류	콩, 된장, 두부, 두유, 비지, 청국장		
칼 슘	우유 및 유제품	우유, 분유, 아이스크림, 치즈, 요구르트		
	뼈까지 먹는 생선	멸치, 생선, 미꾸라지, 양미리, 빙어, 장어, 뱅어포, 붕어, 젓갈, 잔생선류		
무기질 및 비타민	녹황색 채소 및 해조류	시금치, 쑥갓, 당근, 상추, 피망, 미나리, 깻잎, 무잎, 파슬리, 냉이, 부추, 근대, 미역, 다시마, 김, 파래	몸의 생리기능을 조절한다	조 절 식 품

식품군	식품	식품 명	체내작용	구분
무기질 및 비타민	담색 채소 및 버섯류	무, 오이, 양배추, 배추, 콩나물, 호박, 연근, 파, 양파, 우엉, 버섯, 가지, 열무	몸의 생리기능을 조절한다	조절 식품
	과일류	사과, 배, 수박, 딸기, 감, 멜론, 복숭아, 살구, 귤, 자두, 앵두, 오렌지, 바나나, 토마토		
탄수화물	곡류	쌀, 보리, 옥수수, 밀가루, 빵, 국수, 과자, 조, 수수	몸을 움직이는 활동 에너지원이 된다	에 너 지 식 품
	전분류	감자, 고구마, 토란, 칡		
지방	유지류	참기름, 들기름, 콩기름, 마가린, 홍화씨기름, 옥수수기름, 버터, 마요네즈 , 호두, 잣, 땅콩, 아몬드		

8

어 떻 게 먹 을 까 ?

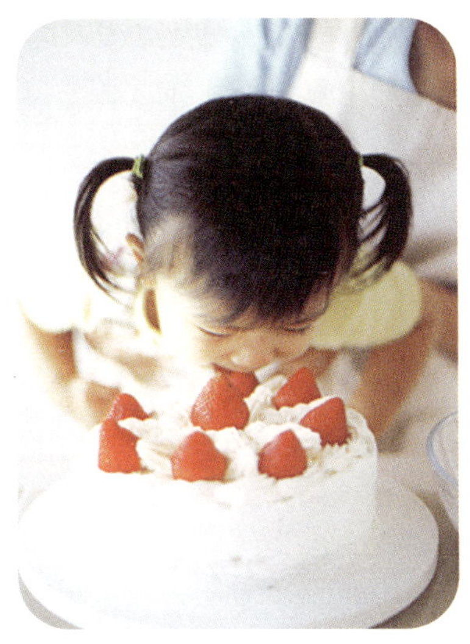

무엇을 먹느냐도 중요하지만 어떻게 먹느냐도 중요하다. 어떻게 먹는 것이 성장에 도움이 되는지 알아보자.

■ 하루 세 끼 꼬박꼬박 먹기

음식을 섭취할 때 가장 중요한 것은 하루 세 끼를 규칙적으로 먹는 것이다. 규칙적으로 식사를 해야만 인체가 음식에 대한 적응력이 높아지기 때문에 에너지 효율이 좋아지고, 뼈를 비롯한 근본적인 성장을 돕게 되는 것이다.

대부분 아침을 먹지 않는 경우가 많은데, 아침을 먹어야 키가 큰다. 그리고 집중력을 높이기 위해서도 아침은 꼭 먹어야 한다.

아침이면 밥맛이 없다거나 시간이 없다고 하면서 식사를 하지 않는 아이들이 많지만, 아침에 든든하게 밥을 먹는 것은 하루 종일 생활할 수 있는 기본 에너지가 된다.

아침에는 몸 안의 양기가 서서히 오를 때이므로 이럴 때 영양이 풍부한 음식을 양껏 섭취해야 건강도 좋아지고 성장 발육에도 크게 도움이 된다.

반면 과식, 지나친 간식, 야식 등의 습관은 키가 크는 데 방해가 된다.

불규칙적으로 식사할 경우 우리의 신체는 언제 다시 영양분이 제공되는지의 주기를 파악하지 못하기 때문에 일단 체내에 들어온 영양분을 에너지 형태로 저장하려 든다. 그렇게 되면 피하지방만 늘어나는 것이다.

그러므로 규칙적으로 식사를 해야 한다. 그래야 영양분을 불필요한 지방으로 축적하지 않고 성장에 필요한 뼈로 보낼 수 있는 것이다.

무엇보다 중요한 것은 하루 세끼를 규칙적으로 하고 끼니를 거르거나 폭식을 하지 않는 것이다.

■ 편식하지 않기

자신의 입맛에 따라 골라먹는 습관에 길들여져 있어 편식을 하다 보면 결국 영양의 불균형으로 인해 성장에 큰 지장을 초래한다.

음식을 골고루 먹는 것 또한 아주 중요한데, 음식이 지니고 있는 다섯 가지 맛은 인체의 오장육부에 직접적인 영향을 미쳐 골고루 성장하게 한다.

■ 고단백질 식품 충분히 섭취하기

성장기의 청소년은 어른에 비해 약 3배에 달하는 단백질 식품을 필요로 한다.

그러므로 쇠고기, 돼지고기, 닭고기, 오리고기 등에 들어있는 고단백질과 생선, 계란, 콩 등에 들어있는 단백질 성분을 많이 섭취하는 것이 좋다.

단백질은 성장호르몬 분비를 촉진시켜 키가 쑥쑥 크게 한다.

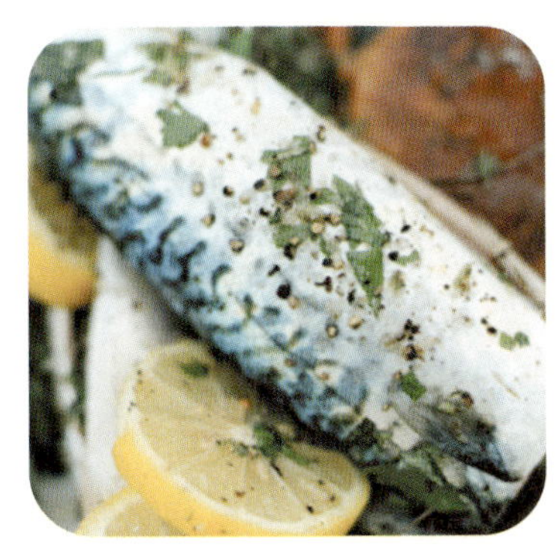

■ 칼슘을 비롯한 무기질, 비타민 먹기

충분한 영양섭취는 키 뿐만 아니라 체중조절 및 건강유지를 위해서도 꼭 필요하다.

대표적으로 꼽히는 성장 식품은 우유와 멸치이다. 우유는 하루에 약400cc정도 마셔야 하루에 필요한 칼슘을 섭취할 수 있다.

아울러 채소, 과일, 해조류 등 무기질과 비타민이 풍부한 음식은 단백질을 비롯한 5대 영양소의 흡수를 돕고, 성장에 간접적으로 영향을 미치므로 충분한 섭취를 해야 한다.

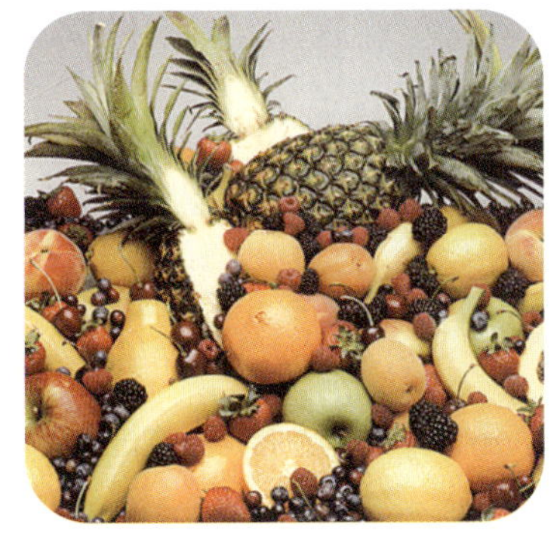

■ 자극적인 음식 먹지 않기

음식을 짜게 먹지 말아야 하며, 커피나 콜라 등 카페인이 다량 함유된 음료는 가능한 섭취하지 않는 것이 좋다.

또 당질과 지방질의 음식 등 에너지 식품만을 많이 섭취하면 혈당이 높아져 성장호르몬의 분비가 억제되고 비만이 되므로 피해야 한다.

■ 인스턴트 식품, 패스트푸드 먹지 않기

햄버거, 피자, 치킨, 라면 등은 열량에 비해 영양가가 매우 적고 몸에 이로운 비타민이나 무기질은 거의 들어 있지 않고 인공 감미료나 포화 지방산, 소금 등 해로운 요소만 많이 있다. 또한 비만이나 소아 성인병을 일으키기 쉬우므로 맛있고 간편하다고해도 자주 먹는 것은 자제해야 한다.

■ 밥 꼭꼭 씹어 먹기

꼭꼭 씹어 먹으면 침 속에 있는 소화효소뿐만 아니라 성장을 촉진시키는 파로틴이라는 호르몬이 많이 나오기 때문에 천천히 꼭꼭 씹어 먹는 것이 무엇보다 중요하다.

급하게 먹지 않도록 하고 식사를 하면서 TV를 보거나 책을 보지 않도록 한다.

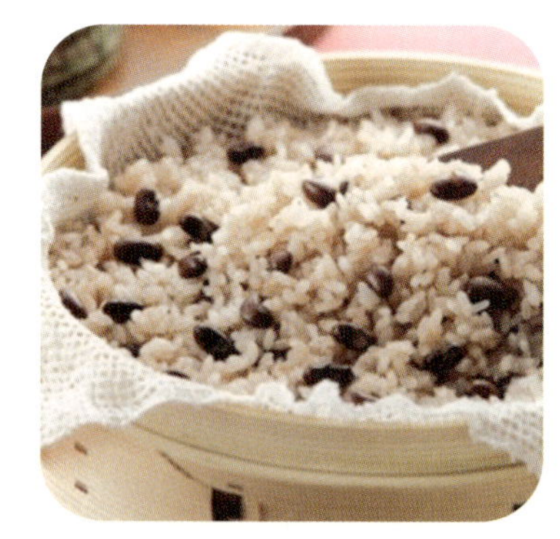

■ 잠자기 2시간 전부터는 아무것도 먹지 않기

자기 전에 음식을 먹고 자면 혈당이 높아지게 되고 혈당이 높아지면 성장호르몬 분비가 감소된다. 밤에는 소화기관도 활동을 하지 않고 쉬어야 하는데 잠자기 전에 음식을 먹게 되면 소화기관이 활동을 하고, 인슐린 분비가 많아지면서, 성장호르몬의 분비는 현저히 감소되므로 성장작용을 할 수가 없다.

저녁을 조금 먹었다고 하더라도 잠자기 전에 간식을 주는 것은 피해야 한다.

키 크는 데 도움이 되는 음식과 방해가 되는 음식

발육 상태가 좋지 못한 어린이에게는 호박씨, 땅콩, 호두를 먹이는 것이 좋다. 세 가지 견과류를 각각 같은 양으로 준비해서 잘 찧는다. 그런 다음 꿀을 넣고 잘 섞어서 하루에 3번 정도 10~15g 정도씩 먹이면 된다.

호박씨, 땅콩, 호두에는 비타민, 단백질, 아미노산 등이 풍부하게 함유되어 있어서 영양을 보충하고 몸을 튼튼히 하는 데 도움이 된다.

또 조개 중에서 대합을 이용하는 방법도 있다. 대합에는 칼슘이 풍부하게 들어 있기 때문에 발육 상태가 좋지 못한 아이에게 먹이면 뼈를 단단히 만들어주면서 성장에 도움이 된다. 그런데 대합은 6~10월에 알을 낳기 때문에 이 때는 맛이 좀 떨어진다. 2~3월에 잡히는 대합을 구해서 요리를 만들면 맛도 좋고 영양도 풍부하다.

또한 일본의 유명한 의사인 기와하다 박사는 키 크는 5대 영양 식품으로 우유, 정어리, 시금치, 당근, 귤을 강조하였다.

우유는 각종 무기질과 양질의 단백질이 골고루 함유되어 있고 칼슘과 인의 함량도 우리 몸이 가장 쉽게 흡수할 수 있는 비율로 혼합되어 있기 때문에 완전한 영양 식품으로 인정받고 있다.

정어리는 단백질과 칼슘이 풍부하게 함유되어 있고, 시금치는 비타민A, B1, B2, C와 식이 섬유가 많이 들어 있다.

당근은 비타민의 보고라고 할 수 있을 만큼 비타민이 풍부하게 들어있다. 날마다 당근 100g을 섭취하는 것만큼 어린이의 발육과 건강을 위해 좋은 것도 드물다.

키를 자라게 하고 성장을 도와 주는 데 있어 귤과 사과만큼 좋은 과일은 없다. 특히 귤은 비타민 덩어리이며 칼슘도 다량 함유되어 있으므로 성장에 큰 도움을 준다.

평범하지만 핵심적인 영양소가 골고루 들어 있는 우유, 정어리, 시금치, 당근, 귤 같은 식품을 식생활에 잘 응용한다면 성장기의 아이들에게 좋은 영양분을 공급하여 아이들의 빠른 성장을 유도할 수 있다.

이외에도 치즈, 두부, 타조알, 표고버섯 등을 많이 먹으면 성장에 도움이 된다.

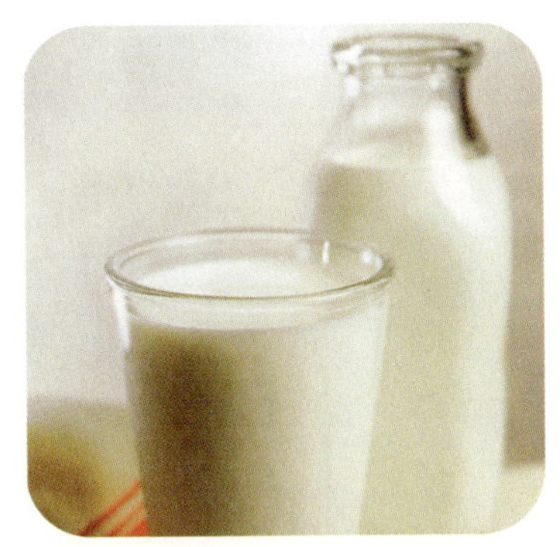

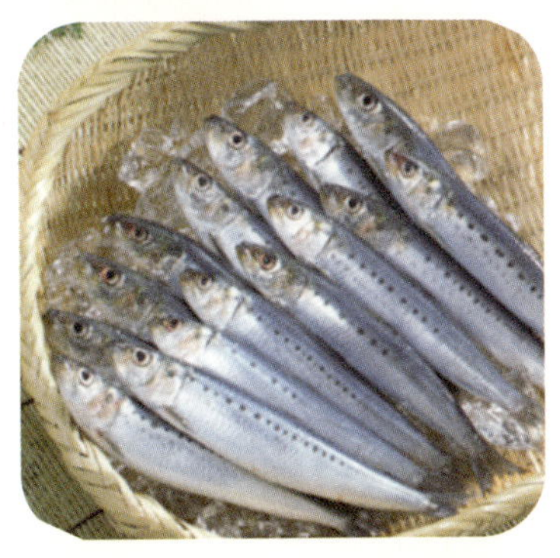

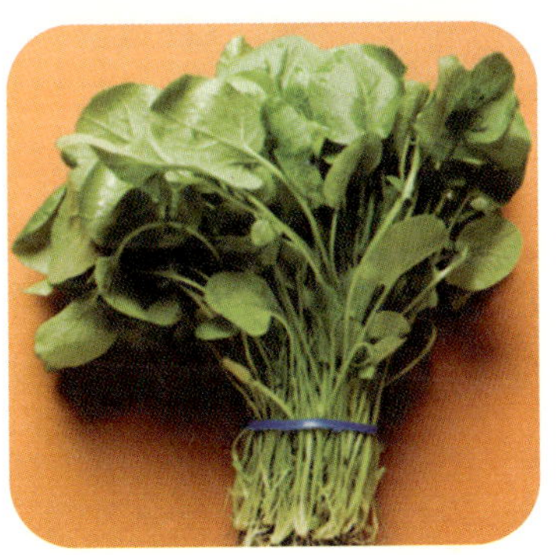

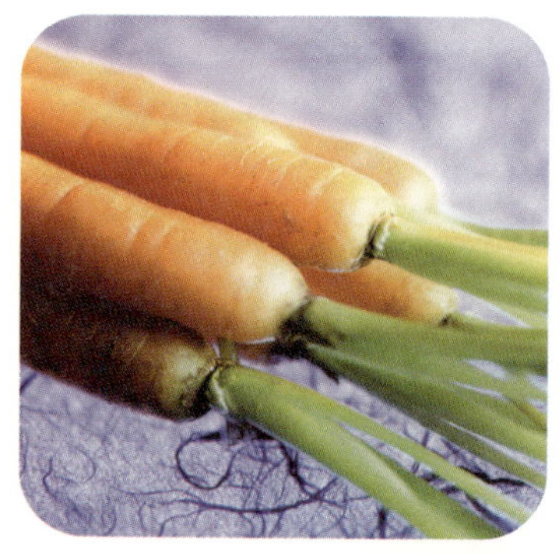

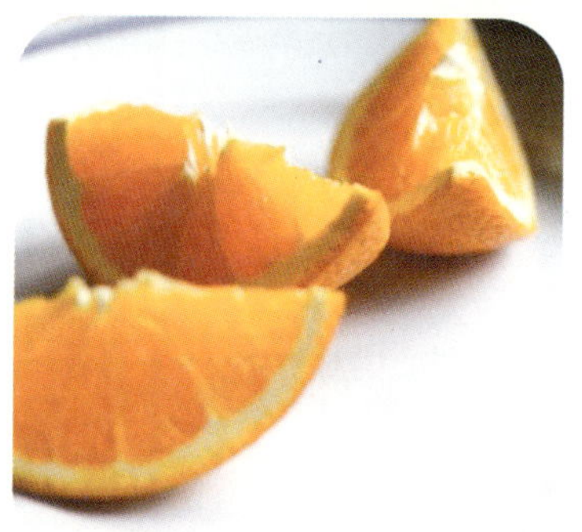

하지만 청량음료는 칼슘을 뼈로 들어가는 것을 방해하고, 혈액순환을 방해하고, 세포에 손상을 가져오는 활성산소 발생의 주범이므로 피해야 한다.

또한 과다한 당분은 비만을 초래하고 칼슘을 녹이기 때문에 단음식은 절대로 삼가야 한다.

짜고 매운 자극적인 음식을 피하고 커피, 홍차 등의 카페인이 첨가된 음료를 삼가고 라면, 스파게티, 햄버거와 같은 인스턴트 식품이나 패스트푸드를 삼가야 한다.

신선한 우유 1컵(200㎖)에는 탄수화물 9.4g, 단백질 6.6g, 지방 7g과 성장에 필요한 철분과 비타민이 골고루 들어 있다.

우유에 함유된 단백질 속 콜라겐은 뼈의 성장을 돕고, 우유의 칼슘은 치아와 뼈를 구성하는 주요 성분이 된다.

또한 우유 속 유당과 단백질 등은 150억 개에 이르는 뇌세포 생성을 촉진시켜 두뇌 발달에도 좋다.

우유는 운동량이 많은 어린이들에게도 효과가 있다. 심한 운동 후, 땀을 많이 흘린 어린이가 1~2컵의 우유를 마시면 땀과 함께 빠져나온 칼슘을 충분히 보충할 수 있다.

긍정적인 아이가 키도 크다

키가 잘 안 크는 아이들을 살펴보면 많은 아이들이 짜증이 많거나 화를 잘 내거나 부정적이라는 것을 알 수 있다.

영국에서 6,000명 이상의 어린이들을 조사한 결과 부모의 이혼, 별거, 버려진 아이들의 키가 행복한 가정에서 자란 아이들에 비해 많이 작았다고 한다.

스트레스가 감정적, 신체적 발달에 영향을 주며 수면 장애를 일으켜 깊은 잠을 자지 못하므로 성장 장애가 오고, 스트레스를 받아서 교감신경이 항진되면 부교감신경이 저하되어 식욕도 떨어지고, 소화관 운동과 소화효소의 분비가 억제되고, 결국 만성적 소화기 장애 증상을 일으키므로 잘 먹지 못하게 되고 그럼으로 인해 성장에도 지장을 주는 것으로 분석되어 진다.

또한 스트레스를 받으면 감기 등 상기도 감염에 자주 걸릴 뿐만 아니라 알레르기 질환이 심해질 가능성도 크다.

스트레스를 줄이고 긍정적인 사고 방식을 심어주면 아이의 몸에 놀라운 변화가 일어날 것이다. 올바른 생활습관과 긍정적인 사고 방식이 아이의 키도 크게 하고 희망찬 내일도 선물할 것이다.

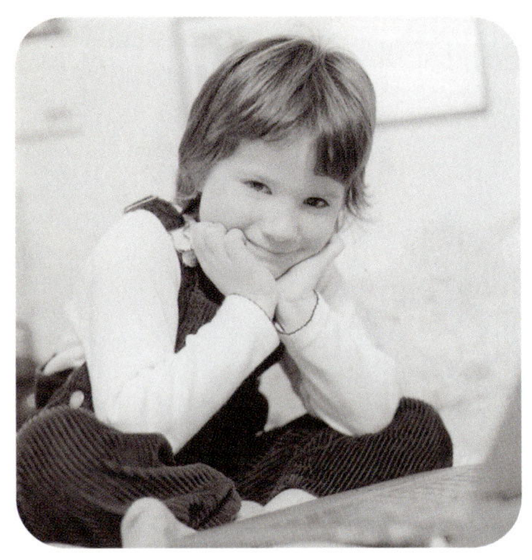

평소의 생활습관 또한 키 성장에 많은 영향을 주는 요소이다. 키 성장에 방해가 되는 습관을 버리고 도움이 되는 생활을 습관화 하도록 하자.

■ 좌식 생활 피하기

전통적으로 양반 다리를 하고 앉아서 생활하는 좌식 생활은 다리의 혈액순환에 도움이 되지 않는다. 또 다리뼈가 밖으로 휘어지고 성장에 저해가 될 수 있다.

서구적인 입식생활을 하는 것이 성장에 도움이 된다.

■ 햇볕을 쪼이면서 뛰어 놀기

성장의 필수 영양소인 비타민 D는 햇볕을 쪼이면 몸에서 저절로 생성이 된다. 여름 한낮에 10분간 햇볕을 쬐면 비타민 D가 5㎍ 만들어지는데 18세까지 하루 10㎍이 필요하므로 20분 정도 햇볕을 쬐면 되는 것이다.

집안에만 있게 하지 말고 밖으로 나가 맘껏 뛰어놀게 하는 것이 성장의 지름길이다.

■ 스트레스 받지 않기

요즘에는 성인뿐만 아니라 아이들도 스트레스를 많이 받는다. 이렇게 스트레스를 많이 받는 어린이나 청소년들은 예민해지기 쉽다. 우리나라 청소년들은 과중한 학업이나 입시 문제 등으로 스트레스를 받고 있다.

스트레스는 만병의 근원이기도 하지만 오랫동안 스트레스를 받게 되면 목과 등의 근육이 뻣뻣하게 굳어지고, 소화 흡수 기관에 장애가 발생하여 음식물의 소화 흡수가 잘 이루어지지 않고, 맥박도 빨라지며, 혈압이 상승하는 등 신체 전반에 큰 영향을 미치게 된다. 특히 성장호르몬의 분비가 정상적으로 이루어지지 않게 된다.

스트레스를 받으면 성장호르몬 분비는 1/3로 감소한다. 스트레스는 키크기의 최대의 적이므로 스트레스를 받지 않도록 해야 한다.

아이는 잘 먹고 잘 자고 잘 놀면 키가 크기 마련이다. 학원이다 공부다 해서 아이가 스트레스를 받을 경우 아이의 성장은 더디게 된다. 학대 받는 아이가 유난히 키가 작은 경우도 이런 예다.

평소 아이가 느긋하고 편안한 마음이 되도록 부모가 더욱 신경을 써야 한다.

 코 건강한 아이가 키도 쑥쑥 크는 이유

■ 긍정적인 생각하기

독일의 한 학자는 "정신이 생리에 영향을 미치고 생리 또한 정신에 영향을 준다"라고 말했다. 정신상태는 생리 기능을 주관하는 호르몬에 대해 결정적인 영향을 미친다.

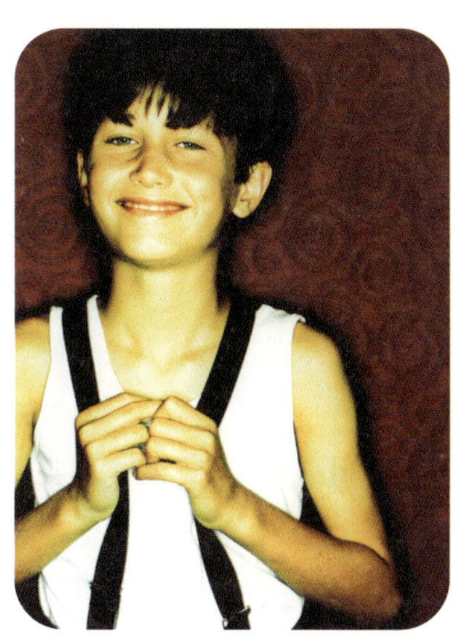

그러므로 키가 쑥쑥 크려면 부정적인 생각을 버리고 긍정적인 생각과 밝은 생각을 가져야 한다. 밝고 명랑한 정신은 키가 자라게 하는 호르몬인 갑상선호르몬과 성장호르몬, 부신피질호르몬, 성호르몬의 분비를 증가시킨다.

■ 금주, 금연하기

담배의 주요 성분인 니코틴은 심장혈관을 수축시켜 혈액의 흐름을 방해하고 적혈구의 산소 운반을 방해한다. 따라서 아무리 영양분을 충분히 섭취해도 섭취된 영양분이 제대로 흡수되지 못한다.

술도 면역 체계를 붕괴시키고 인체에 유해한 활성 산소를 많이 발생시켜 식도, 직장, 간 등에 암을 발생시키고 성장에 지장을 준다.

■ 허약체질 개선하기

허약(虛弱)이란 의학상의 질환과는 다른 개념이며, 양육상의 문제로 인해 허약하고 키가 작은 상태를 말한다. 따라서 이런 경우에는 생활지도가 중요하다.

　허약아는 체질적인 문제이다. 먹는 양이 적고, 설사하기 쉽고, 변비가 생기고, 원기가 없고, 안색이 좋지 않고, 속눈썹이 거칠고, 열이 나기 쉽고, 미열이 계속되고, 항상 감기를 달고 살고, 집안에서 빈둥거리고, 끈기가 부족한 증상을 가지고 있다. 이런 증상이 생활에서 계속 반복된다.

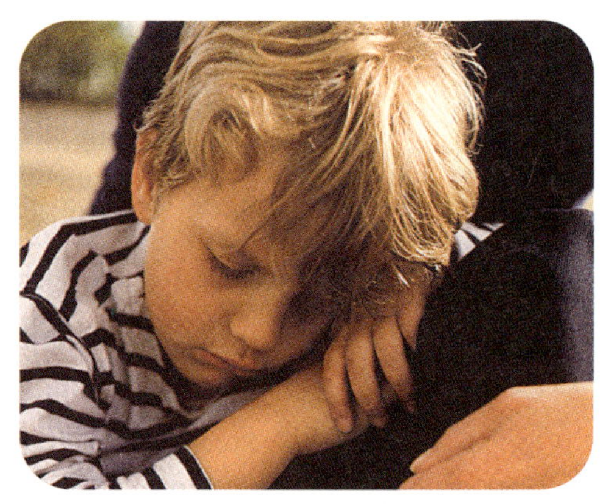

　허약한 아이는 한의학적인 원인으로 소화기 허약증, 호흡기 허약증, 정신신경계 허약증, 운동신경계 허약증, 비뇨생식계 허약증으로 나눌 수 있다. 유난히 잔병치레가 많은 허약한 아이들은 그만큼 성장의 기회가 줄어든다. 평소에 면역력을 강화시켜서 성장의 바탕을 마련해 주는 것이 중요하다.

　호흡기 계통이 약하거나 면역 기능이 떨어지면 쉽게 감기에 걸리는데 감기에 자주 걸리는 아이는 대체적으로 성장이 느리다. 오랜 감기는 기관지 뿐만 아니라 모세기관지와 폐포까지 제기능을 못하게 한다. 산소를 교환하는 폐포의 기능이 손상되면 혈액 중에 활성산소가 많아져 신체발달에 지장을 받는 것이다. 이는 성장에만 국한된 것이 아니라 전체적인 몸의 건강에도 영향을 미치므로 조심해야 한다.

그렇다고 무조건 한약을 보약 삼아 먹이는 것도 좋지 않다. 몸에 맞지 않을 경우 성장에 장애가 될 수도 있으므로 전문가와 상담한 후 체질감별을 끝내고 보약을 먹이도록 해야 한다.

한방은 오랜 치료 역사를 가지고 있을 뿐만 아니라 실제로 임상을 통해 반복 시도해 온 체계화된 의학이다.

그러므로 장기복용을 해도 서양의학과 같은 부작용이 없고 만성질환에 탁월한 효과가 있다.

이러한 장점은 체질개선과도 연결된다. 어린이 치료에서도 마찬가지라고 할 수 있다. 그 중에서도 가장 만족할 수 있는 것이 허약아의 치료이다. 유치원과 학교를 곧잘 쉬는 허약한 아이는 한방으로 비교적 짧은 시간에 좋아질 수 있다.

■ 비만이 되지 않도록
체중 조절하기

키가 클 때는 체격이 약간 옆으로 퍼진 후 위로 자라는 경우가 많다. 따라서 조금 살이 붙으면 키로 가니 괜찮다고 어른들은 말씀하시곤 한다.

하지만 이에서 지나쳐 비만이 되면 피하지방이 쌓이고 혈중 콜레스테롤이 많아지면서 성호르몬이 분

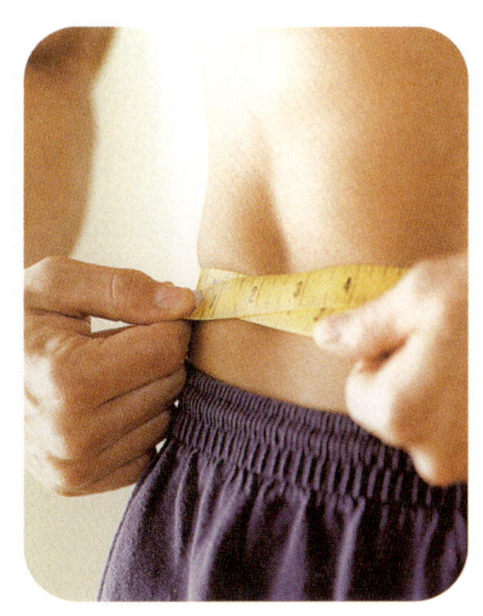

비되기 시작한다. 성호르몬이 분비되기 시작하면 성장판이 닫히기 시작하므로 성장이 둔화된다. 그리고 비만은 하체에 부담을 주어 대퇴골과 무릎뼈, 정강이뼈 등에 무리가 되니 조심해야 한다.

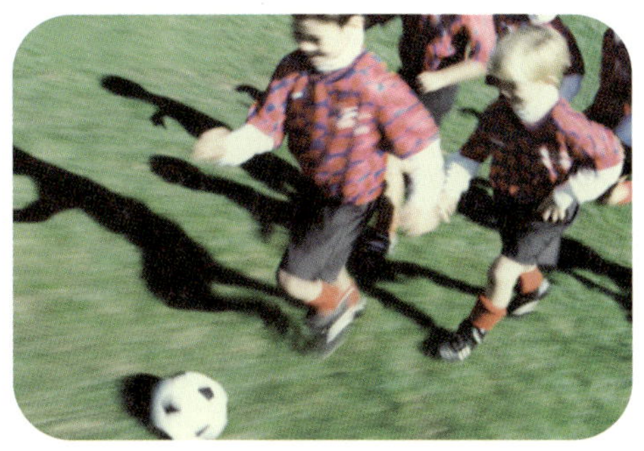

● 너무 무거운 가방 같은 것을 들지 않는다.

● 정좌, 횡좌, 책상다리는 되도록 피한다. 앉을 때는 방석을 깔고 앉으며 다리를 앞으로 뻗는다.

● 책상에 앉아서 공부를 할 때는 항상 바른 자세를 취한다. 등줄기를 쭉 뻗을 수 있게 적당하게 휘어진 의자에 앉은 다음 두 무릎을 수직으로 뻗고 책으로부터 30~40cm쯤 눈을 떼어 놓은 거리에서 공부를 한다.

또한 너무 오래 앉아 있지 말고 50분마다 일어나 몸을 움직이거나 등을 펴는 체조를 한다.

● 자신의 체력으로 감당할 수 없는 먼거리를 걷거나 달리지 않는다.

● 오랫동안 서서 하는 일이나 오랫동안 앉아서 하는 일을 할 때는 휴식시간마다 두 다리의 위치를 높게 한 상태에서 쉬면서 다리 전체를 골고루 맛사지해 준다.

● 가능하면 매일 목욕을 하되 다리는 특히 정성껏 씻도

록 한다. 목욕을 할 수 없을 때는 다리만이라도 타올로 정성껏 씻어서 청결을 유지한다.

● 비타민 D를 활성형으로 만들기 위해 공원의 잔디나 모래밭을 걷고 다리에 일광욕과 자외선욕을 시킨다. 또 집에서는 양말을 벗고 양다리를 햇볕에 놓아둔다.

● 꽉 끼지 않는 옷을 입는다. 활동하기에 편하고 다소 느슨한 옷을 입도록 한다.

● 발에 맞고 피로감을 주지 않는 신발을 신는다. 신발은 발의 아치를 받쳐주고 바닥이 튼튼하면서도 탄력성이 풍부한 것이 좋다. 슬리퍼, 발레 슈즈 등과 같은 평발을 만드는 신발을 오래 신지 않는다.

● 추운 계절에는 다리의 보온에 유념해야 한다.

● 잠자리에 들기 전에 다리의 냉온수 교환 목욕을 한다.

● 잠자리는 최대한 편한 것이 좋다. 이불은 너무 무겁지 않은 것으로 하며 베개는 높지 않은 것을 사용한다.

● 하루 3분씩 명상을 한다.

● 규칙적인 생활을 한다. 일찍 자고 일찍 일어나고 아침은 반드시 먹는다.

● 운동, 스포츠, 취미, 공부, 식사, 수면, 휴식의 시간 배분에 유념하여 최대의 효과를 거둔다.

– 가와하다 박사의 저서 '키크는 비결' 에서 인용

요즘 어린이들과 청소년들은 과거에 비해 의자에 앉아 있는 시간이 많다. 학교 생활의 대부분이 의자에 앉아서 이루어지고, 학원, 도서관 등 많은 시간을 의자에서 보낸다. 오락실이나 게임방에서 장시간 모니터 앞에 앉아 있기도 한다.

이 때 삐딱한 자세로 앉아서는 안 된다. 바른 자세로 앉아야 한다. 등을 세우고 자세를 바르게 하고 앉아야 키가 크는 데 지장을 받지 않는다.

의자의 면적은 한쪽 길이가 45~50cm가 적당하다. 엉덩이가 약간 가라앉을 정도로 적당한 커브를 그린 것이 안정적이며 등받이의 높이는 견갑골 근처까지 오는 것이 적당하고 역시 커브를 그린 것이 좋다.

책상에 앉아서 공부를 하거나 책을 읽을 때는 책과 눈의 간격을 30~40cm 정도 유지해야 한다. 상반신이 앞으로 기울면 등의 척추뼈를 반원형으로 만들거나 등뼈가 가슴 앞으로 굽어지게 된다.

이렇게 되면 가슴 속의 내장기관인 심장이나 폐, 맥관 등이 부자연스럽게 굽어지고 혈액이나 임파액의 흐름에도 장애가 생겨 정맥 속 노폐물의 흐름을 어렵게 한다. 뿐만 아니라 위장, 간장, 신장 등에도 무리를 주어 소화기관의 작

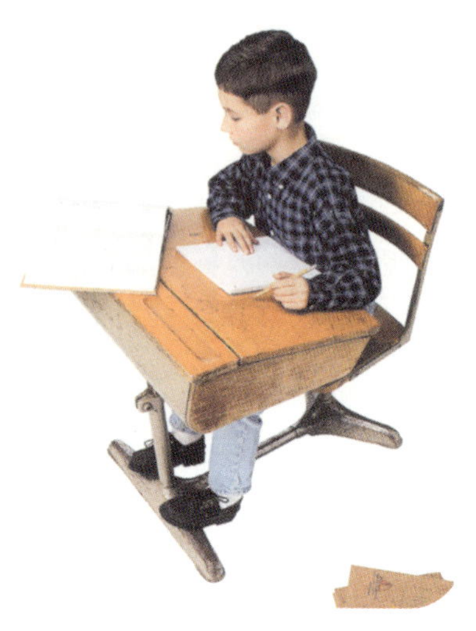

용과 소화액의 분비에 지장을 줌으로 성장에 방해가 된다.

　그러므로 앉을 때는 등을 곧게 하고 몸의 중심을 골반 중앙에 두고 앉아야 하며, 같은 자세로 너무 오랫동안 앉아 있지 말고 1시간 마다 일어나서 움직여 주어야 한다.

　초등학교 5학년 남학생 P군이 의기소침한 상태로 병원을 찾았다. P군의 어깨는 똑바르지 못했다. 보기만 해도 P군의 척추가 똑바르지 않다는 것을 알 수 있었다.

　키를 크게 하는 데는 유전적인 체질이나 영양상태, 환경 등도 중요하지만, 무엇보다도 척추의 올바른 성장이 매우 중요하다. 척추에 장애가 있을 때는 키를 크게 만드는 성장호르몬의 분비가 잘 되지 않기 때문이다.

　특히 경추(목뼈) 1, 2번과 꼬리뼈라고 하는 미추에 이상이 있으면 성장호르몬 분비가 잘 이루어지지 않는다. 이 때 추나요법으로 척추 교정이 정확히 이루어지면 키가 급격히 자랄 수 있다.

　척추의 이상은 보통 X-ray나 골반검사 등으로 알 수 있다. X-ray 상 척추에 큰 이상이 없으면 한약만으로 치료하고, X-ray상 이상이 나타나면 추나요법을 통한 척추교정이 함께 병행되어야 한다.

P군은 평소 생활습관이 올바르지 못했다.

P군에게 몇 가지를 물어보았다.

- 무거운 가방을 한 쪽으로 많이 멘다.

- 엎드리거나 한 쪽으로만 누워서 자는 경향이 있다.

- 공부할 때 한 팔을 책상 위에 두고 그 팔에만 몸을 기대는 습관이 있다.

- 앉을 때 옆으로 많이 기대서 앉는다.

- 등이나 허리를 굽히고 앉는 습관이 있다.

P군은 위의 5가지 항목 중에 4가지 항목에 해당하는 나쁜 습관을 갖고 있었다. 척추가 똑바르게 자라고 싶어도 자랄 수 없는 상태였던 것이다.

P군은 추나요법을 주요요법으로 치료를 실시했다. 그와 함께 운동요법도 병행했다. 성장체조는 뼈 양쪽 끝에 위치한 성장선을 자극하여 성장을 촉진시켜 준다.

척추의 올바른 배열은 키 크기의 필수 요소이므로 항상 등을 곧바로 하고 바른 자세를 유지하도록 노력해야 한다.

운동을 하면 왜 키가 클까?

운동이 성장에 도움을 주는 이유는 키가 크려면 뼈와 함께 근육도 늘어나야 하기 때문이다. 규칙적인 운동을 하면 근육의 길이가 길어지면서 근육의 장력이 증가한다. 뼈가 튼튼해지고 근육과 인대의 움직임에 따라 성장판에 유입되는 혈류의 흐름도 촉진되어 아이들의 성장에 좋은 영향을 미친다. 뿐만 아니라 운동은 지방을 연소하기 때문에 비만 해결은 물론 사춘기 아이들의 성적인 충동을 가라앉히는 데에도 효과가 있다.

성장에 도움을 주는 운동이란 성장판을 자극해 혈류의 공급을 원활하게 해 주는 것을 말한다. 성장판에 자극을 가해 성장판을 살아있는 조직으로 계속 유지시켜야만 성장이 멈추지 않고 계속되는 것이다.

뼈의 양끝에는 골단 연골이라 부르는 성장판이 있다. 운동을 통해서 이 곳을 적당하게 자극하면 뼈의 성장이 촉진된다. 성장을 촉진하는 운동은 스트레칭이며 적당한 충격을 가해 주는 것이다.

운동을 하지 않으면 신체가 운동 부족증에 빠져 성장호르몬의 분비가 낮아지며, 뼈의 길이 성장이 이루어지는 성장판에 필요한 자극을 주지 않게 되어 키가 자라지 않게 된다. 그리고 다리와 허리의 기능이 약해져 성장 속도가 둔화

되고 신체 발달에 불균형을 유발
하기도 한다.

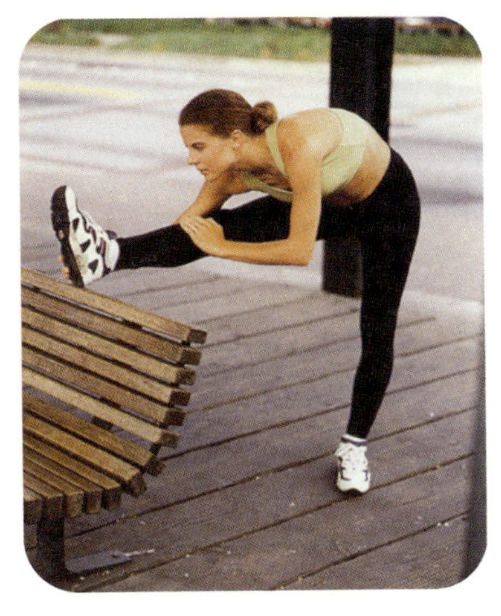

　그러나 규칙적인 운동을 하면
근육의 양이 늘어나 근력이 증가
되며, 뼈가 튼튼해지고, 근육과 인
대의 움직임에 따라 성장판에 유
입되는 혈류의 흐름도 촉진되어
아이들의 성장에 좋다. 또한 관절
의 성장판 연골의 두께를 증가시
킨다.

　운동을 하면 키가 자라는 또다른 이유는 성장호르몬 분비량이 많
아지기 때문이다. 본인에게 맞는 운동을 실시하면 성장호르몬의 분
비가 운동을 하지 않을 때 보다 20~25배 분비된다고 한다. 그러므로
운동은 근육의 발달과 함께 키를 자라게 하는 중요한 역할을 한다.

　이때 한 가지 기억해야 할 것은 운동이 끝난 후 약 30분 정도가 경
과한 후에 성장호르몬의 분비량이 가장 높게 나타나며, 운동 후 1~2
시간 안에는 성장호르몬의 분비가 활발하므로, 운동 후 2시간 이내에
는 반드시 단백질을 섭취해 주어야 한다.

15

운동이 성장판에 미치는 영향

키를 키우는 가장 좋은 방법은 잘 먹고 적당하게 운동을 하는 것이다.

운동을 하면 성장호르몬이 많이 분비되므로 잘 자라는 것이다. 특히 온 몸의 근육을 풀어주고 성장판을 자극하는 데 효과적인 스트레칭을 하면 성장에 큰 도움이 된다.

성장판은 물리적인 자극에 활발하게 반응하므로 운동, 특히 줄넘기처럼 위 아래로 늘리는 자극을 받으면 세포분열이 왕성해진다. 또 철봉에 매달려서 하는 운동도 몸무게로 인해 눌렸던 성장판을 늘려 주므로 키가 크는 데 효과가 좋다.

하지만 과도한 자극은 오히려 역효과가 날 수 있으므로 조심해야 한다. 성장판은 외부 압력에 의해 쉽게 손상되기 때문에 항상 조심해야 한다.

성장판의 손상을 입었을 경우 제대로 치료하지 않으면 팔이나 다리가 휘거나 짧아지는 등 성장 장애가 올 수 있으므로 항상 조심하고 너무 과하지 않게 운동을 해야 하며 적당한 휴식을 병행해야 한다.

줄넘기를 할 때는 아스팔트 위에서 하는 것보다 흙이나 마룻바닥에서 하는 것이 좋다. 철봉을 할 때는 자신의 신체 상태에 적합한 시간과 동작 내에서 시도해야 한다. 평소에

운동을 안 하던 사람이 갑자기 너무 오래 매달려 있거나 거꾸로 매달
려 있으면 무리가 가서 성장판의 손상이 올 수 있으
므로 처음부터 무리하지 말고 시간을 가지고 조금
씩 강도를 높여가며 운동을 해야 한다.

　어떤 운동을 하던간에 운동을 하기 전에는 반
드시 준비운동을 하여 몸을 풀어주어야 하고,
어깨나 손목, 발목 등에 통증이 나타나면
바로 운동하던 것을 중단해야 한다.

　한 번에 많은 양의 운동을 하면 안되
고 하루에 조금씩 꾸준히 하는 것이 중요
하다.

　운동을 통해서 성장의 효과를 보기
위해서는 지속적으로 운동을
해야 한다.

　일반적으로 하루에 1시
간 정도의 운동을 1주일에
4~6회 정도를 최소한 100일 이상 지속할 때 운동 효과가 나타난다.

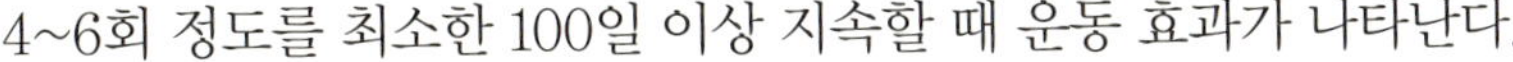

16

키 성장에 도움이 되는 운동과 해로운 운동

적당한 운동은 키 성장에 도움이 되지만 무조건 운동을 한다고 키가 크는 것은 아니다. 키 크기에 좋은 운동이 있는가 하면 오히려 키가 크는 데 해로운 운동도 있다.

신체는 적당히 사용하면 발육에 도움을 주어 성장할 수 있지만 너무 지나치면 해롭고, 너무 약하게 하였을 때는 아무런 효과가 없다. 또한 운동과 휴식의 균형이 잘 이루어져야 성장에 도움을 준다.

동작의 속도, 지구력, 기교와 자세에 따라 신체에 대한 운동의 영향이 각기 다르므로 운동을 할 때는 그 운동의 강도와 작용에 대해 정확하게 알고 행해야 한다.

특별히 키가 자라는 데는 다리 관절을 적당히 움직여 주는 운동이 좋다. 어렸을 때는 다른 부위에 비해 팔의 길이가 길게 되고, 성장기에는 다른 부위에 비해 다리의 길이가 길어지게 된다. 따라서 다리 길이의 증가에 따라 키의 성장이 좌우되는 것이다.

다리 관절을 많이 움직여 고관절, 무릎관절, 발목관절 등의 성장판이 자극될 수 있고 그 관절 부위의 근력이 증진될 수 있게 해 주는 운동이 성장에 도움이 되는 운동이다.

■ 성장에 도움이 되는 운동

유산소 운동에 속하는 수영, 자전거타기, 단거리 질주 등은 어른에게는 건강을 유지할 수 있게 해 주고 아이들에게는 성장할 수 있도록 해 준다.

키 크기에 좋은 대표적 운동은 중력 반대방향의 운동이다. 예를 들면 농구, 배구, 줄넘기 등 하늘을 향해 높이 뛰는 운동이다.

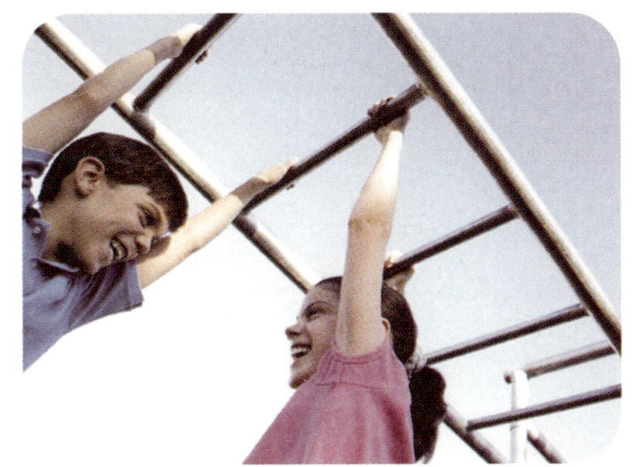

이 운동은 관절과 근육에 적당한 자극을 주고 이런 적당한 자극은 성장판을 자극하여 성장을 촉진시킨다.

이외에도 아이들의 키가 크게 하려면 철봉에 매달리기, 테니스, 달리기, 탁구 등의 유산소 운동을 시켜야 한다.

그러나 너무 지나친 운동이 되지 않도록 조심해야 한다. 매일 1시간 내외로 꾸준히 조금씩 하는 것이 중요하다.

■ 성장에 해로운 운동

역도, 유도, 레스링, 기계체조, 씨름 등 근력만을 발달시키는 운동은 뼈와 관절, 근육에 지나치게 부담을 주어 성장에 도움이 되지 않는다.

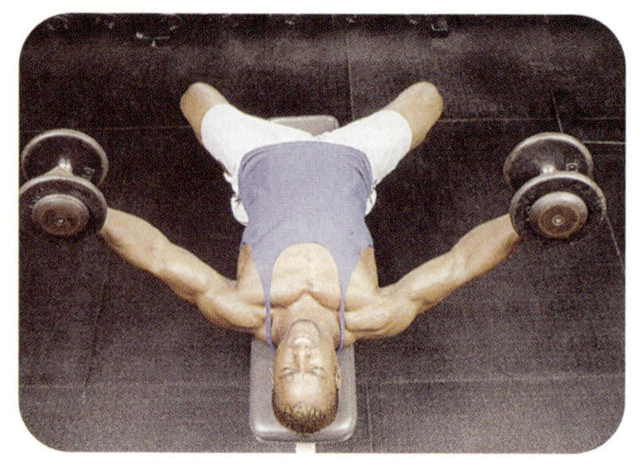

초등학교 입학 전에는 무릎에 부담을 주는 운동은 하지 않아야 한다.

요즘은 조깅보다 심장이나 근육에 부담을 덜 주는 워킹이 인기가 있다. 이것은 근육단련은 물론이고 심폐기능도 높여주는 전신운동이기 때문에 평소에 걷는 기회를 많이 갖는 것이 좋다.

여러 가지 스트레칭과 웨이트 트레이닝, 심폐 운동과 같은 다양한 방법으로 근육을 강화시키고 심장과 폐 기능을 높이는 방향으로 훈련을 해야 성장에 도움이 되지 지나치게 편향된 운동, 몸에 너무 많은 저항을 주는 운동은 성장판을 지나치게 압박하므로 성장에 지장을 초래한다.

"약한 자극은 생명력은 불러 일으키고, 상당한 자극은 성장을 촉진시키고, 강한 자극은 성장을 억제한다"는 아룬트 슐츠의 법칙을 기억하자.

■ 손바닥, 발바닥 : 오장육부의 반응점들이 분포되어 있는 전신의 축소판인 손바닥과 발바닥을 오므렸다 폈다를 반복하고 눌러 주면 장기의 기능을 강화하고 혈액순환과 뼈의 성장에 도움을 준다.

■ 풍지혈 : 뒷머리와 목이 연결된 부위의 중앙 움푹 파인 곳에서 양쪽으로 3~4cm 정도 파인 곳을 눌러주면 성장호르몬의 분비를 촉진한다.

■ 위중혈 : 무릎 뒤 여러 개 주름이 있는 중앙부는 성장판의 중앙이라 눌러 주면 성장판을 자극하는 것이 된다.

■ 양구혈 : 무릎, 즉 슬개골 바깥쪽 위에서 3cm 위에 자리하고 있는 곳을 자극하면 대퇴골 성장에 도움이 된다.

■ 현종혈 : 복사뼈 바깥에서 약 5cm 정도 위쪽에 있는 곳을 눌러 주면 성장에 도움을 준다.

■ 족삼혈 : 무릎을 구부렸을 때 무릎 아래 움푹 파인 곳에서 5cm 아래를 눌러 주면 알레르기 질환이나 허약 체질 개선은 물론 성장에도 도움을 준다.

17

키가 쑥쑥 크는 체조

체조는 근육을 늘려줄 뿐만 아니라 혈류량을 개선시켜 관절과 뼈에 순간적으로 많은 혈액을 공급해 준다. 그러므로 등부분을 펴주고 늘리는 체조만큼 성장에 도움이 되는 운동은 없다.

아침 저녁으로 호흡을 편하게 하면서 심호흡을 위주로 하는 것이 좋다.

키를 크게 하는 운동이라고 하면 척추를 늘리거나 잡아당기는 운동이라고 생각하기 쉽다. 하지만 물리적으로 그저 잡아당기는 힘을 가한다는 것만으로는 의미가 없다.

그저 잡아당기지만 말고 밀기도 하고 돌리기도 하고 비틀기도 하는 등 모든 종류의 운동을 알맞게 조화시켜야 한다.

서서 하는 체조

■ 전신 두드리기

왼손을 손바닥이 위로 오게 하여 팔을 뻗고 오른손으로 어깨부터 손바닥까지 내려오면서 천천히 두드려준 후 손바닥이 아래로 향하게 하고 손등부터 부드려 어깨까지 올라간다. 오른손도 같은 방법으로 두드리면서 왼쪽과 오른쪽을 반복한다.

　두 손으로 가슴 부위를 두드리고 윗배와 옆구리까지 골고루 두드려준다. 허리를 숙여 등과 엉덩이를 두드린다. 다리 뒤쪽을 타고 내려가면서 발등을 지나 무릎으로 올라와 허벅지까지 두드려준다.

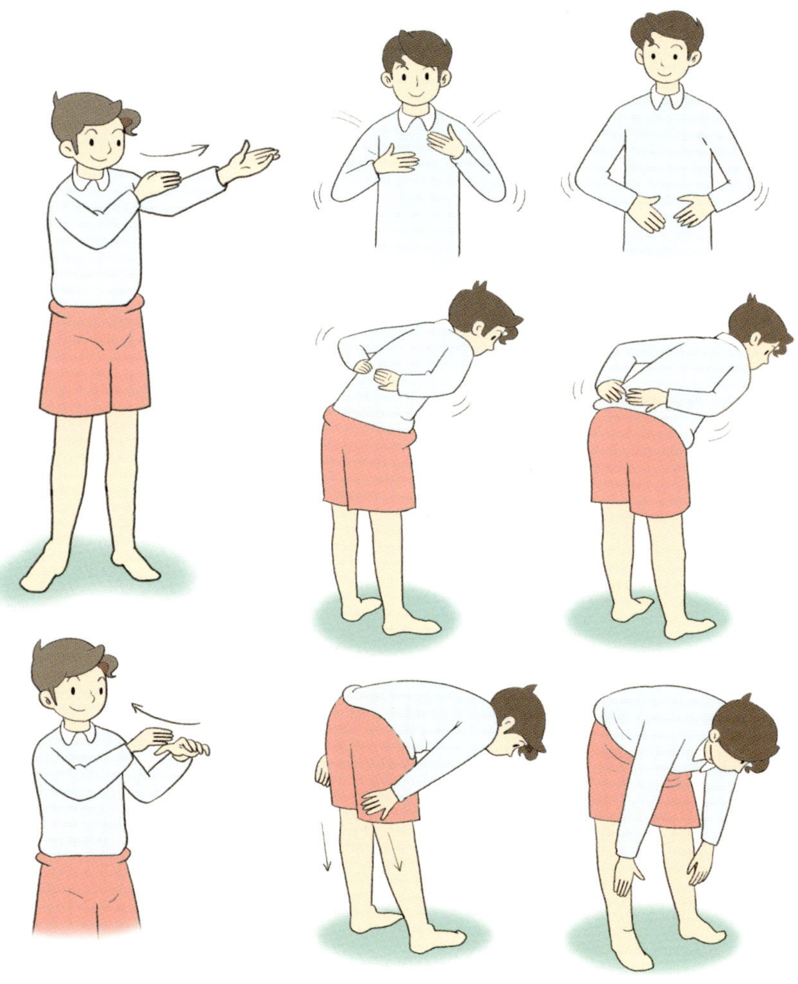

■ 깍지 끼고 기지개 펴기

손과 발, 목을 가볍게 풀어준 뒤 두 손을 머리 위에서 뻗어 마주 잡는다.

시선을 위로 향하고 호흡을 크게 하면서 기지개를 켜듯이 멀리 힘껏 뻗는다.

왼쪽으로 기울여 힘껏 위로 뻗고, 오른쪽으로 기울여 힘껏 위로 뻗는 동작을 4~5회 반복한다.

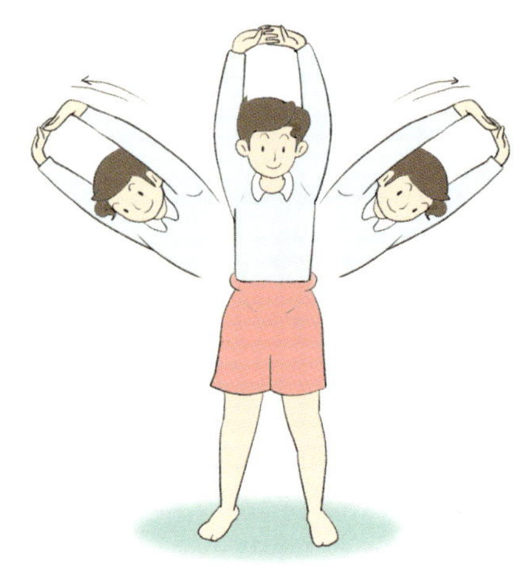

■ 양팔로 크게 원 그리기

다리를 어깨 넓이로 벌려 자연스럽게 선 자세에서 양팔을 귀쪽으로 붙여 가지런히 뻗은 채 양팔을 왼쪽으로부터 오른쪽으로 크게 원을 그리듯이 돌린다.

그리고 오른쪽에서 왼쪽으로 크게 원을 그리는 것을 5회 반복한다.

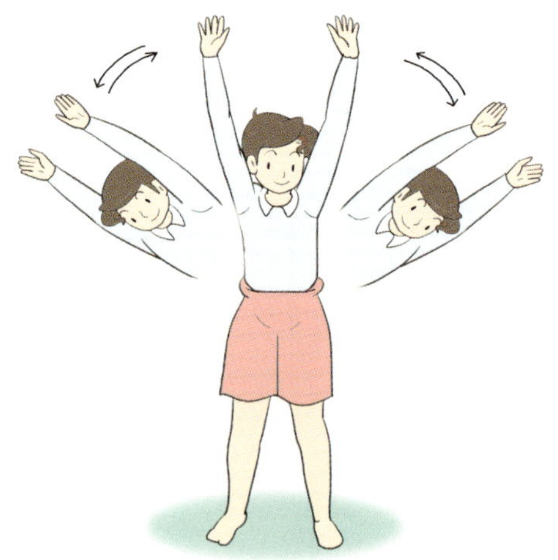

■ 가슴 펴고 발 내딛기

선 자세에서 오른쪽 무릎을 구부려 앞으로 내딛으면서 양팔을 앞으로 뻗었다 좌우로 펼친다.

좌우 교대로 3회씩 반복한다.

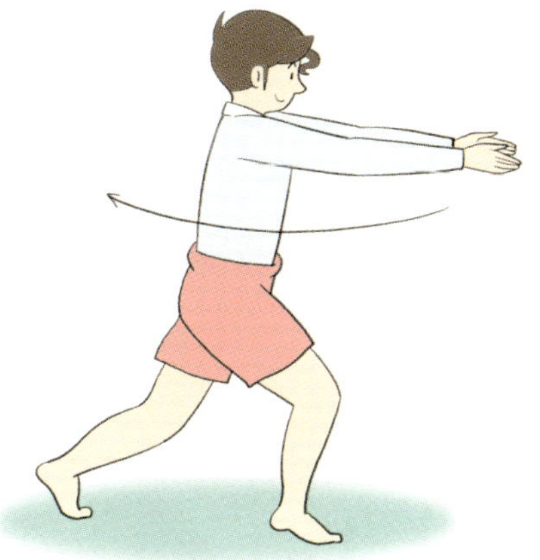

■ 가슴 젖히고 노젓기

선 자세에서 오른쪽 무릎을 구부려 앞으로 내딛으면서 양팔을 앞으로 뻗는다.

상체를 힘껏 앞으로 쓰러뜨리면서 노를 젓듯 양팔을 뒤로 힘껏 당겼다 반동을 이용해 앞으로 뻗는다.

좌우 다리를 바꿔 10회 반복한다.

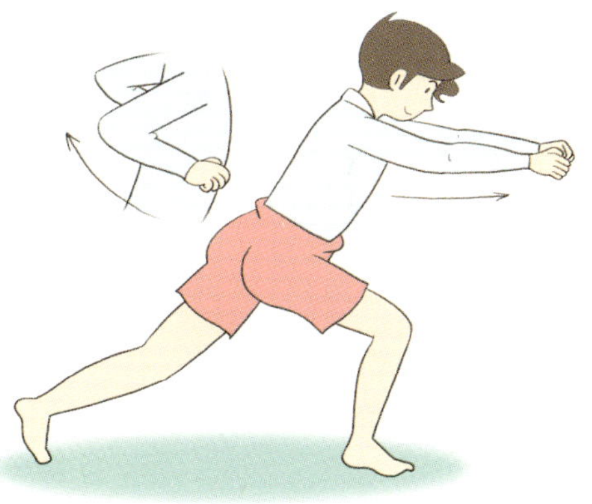

■ **다리마찰 뒤로 차기**

양손으로 양 넓적다리를 가볍게 쥐고 선다. 상체를 앞으로 구부리면서 손으로 넓적다리에서 발목까지 마찰을 시킨다. 이것을 두 번 반복한 뒤 상체를 일으켜 세우면서 양팔을 들고 전신을 활처럼 젖히면서 오른쪽 발을 힘껏 뒤로 차올린다. 좌우 6회씩 반복한다.

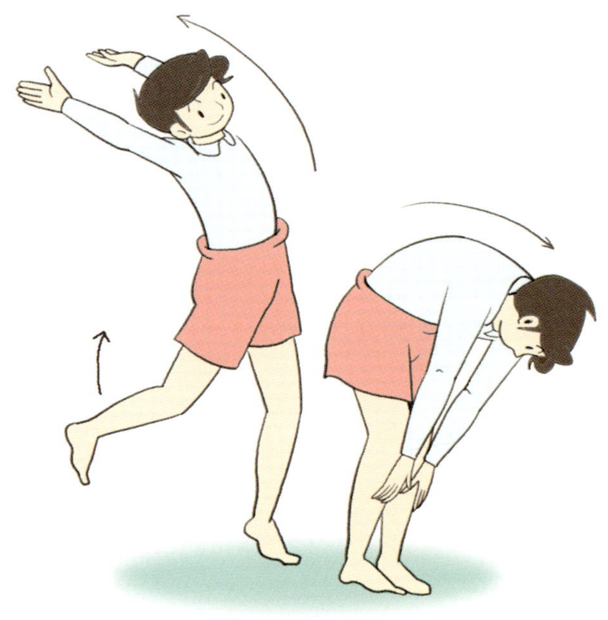

■ 줄 없이 줄넘기하기

줄넘기 할 때와 동일한 자세를 취하고 줄이 있는 것처럼 줄넘기를 한다.

높이 10cm 이상으로 뛰며, 앞으로 돌리기와 뒤로 돌리기를 30회씩 하고 속도는 1초에 2회가 좋다.

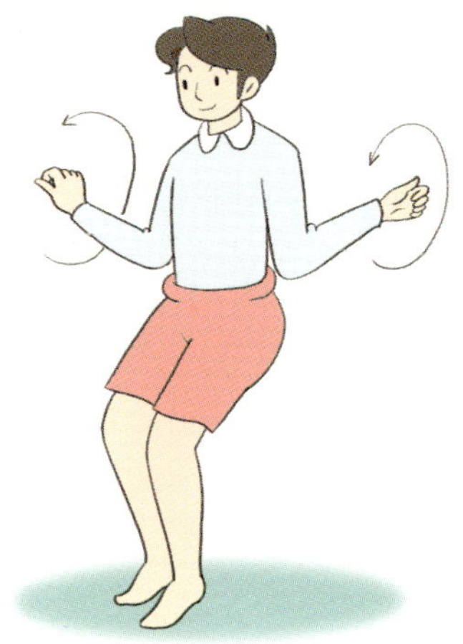

■ 발차기

복싱자세에서 한 발을 앞으로 찬다. 발차기를 하면서 가볍게 뛰듯이 발을 움직인다.

방향을 바꾸어 왼발, 오른발을 교대로 차기를 반복한다.

앞으로 발차기를 했으면 옆으로 발차기, 뒤로 발차기 등 자세를 바꾸어가며 반복한다.

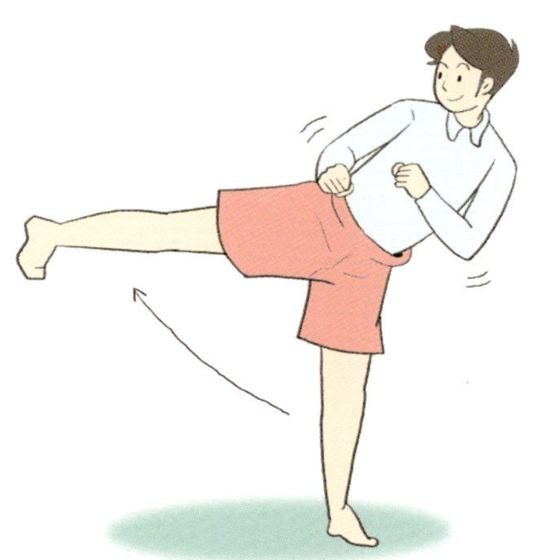

■ 허벅지 두드리기

다리를 넓게 벌리고 앉아 두 주먹으로 허벅지 안쪽을 골고루 가볍게 두드려 준다.

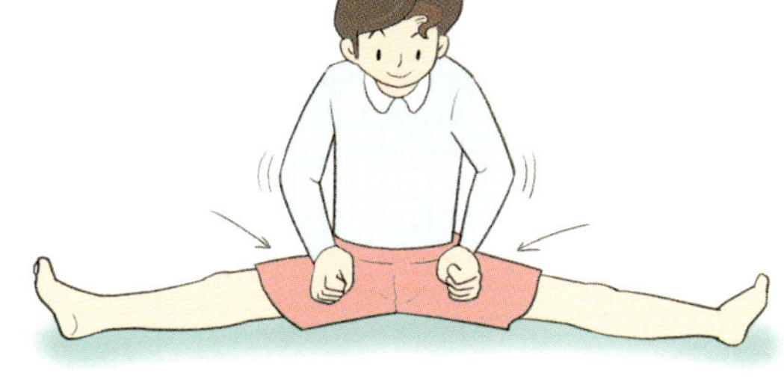

■ 다리 벌려 허리 숙이기

양발을 넓게 벌리고 앉아 양 발목을 잡는다. 10초간 유지한 후 상체를 앞으로 숙여 10초간 유지하는 동작을 반복한다. 이 때 팔을 최대한 앞으로 밀면서 상체를 숙인다.

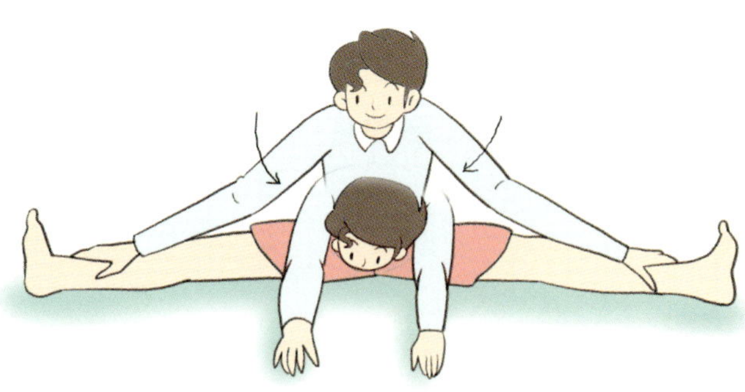

■ 다리 벌려 측면으로 상체 굽히기

앉아서 양발을 넓게 벌리고 왼쪽으로 양팔을 뻗어 왼쪽 다리 발끝을 잡으며 상체를 굽힌다. 10초간 유지하고 방향을 바꾸어 같은 방법으로 반복한다.

이번에는 옆으로 숙이면서 양팔을 엇갈리면서 오른손으로 왼쪽 발끝을 잡고 10초간 유지한 후 방향을 바꾸어 왼손으로 오른쪽 발끝을 잡고 10초간 유지하는 것을 반복한다.

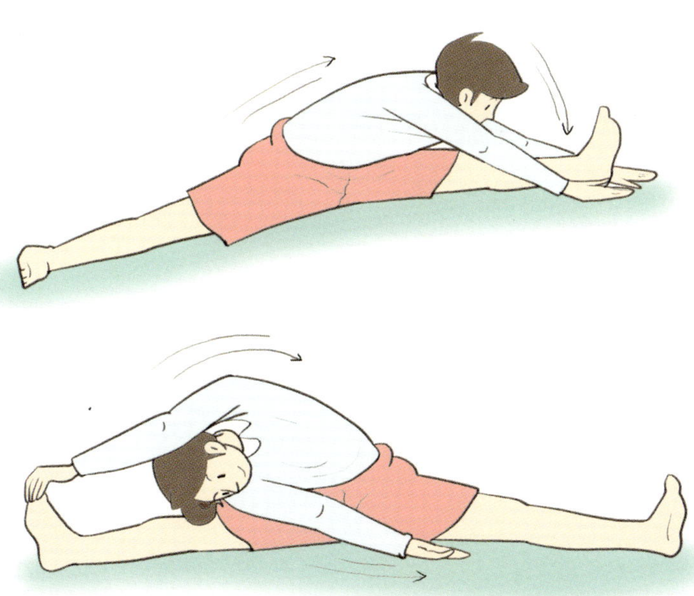

  오른 무릎을 굽혀서 왼다리 위에 올리고 다리 안쪽까지 깊게 당긴
다. 두손으로 왼발바닥을 잡고 반동을 준다. 처음에는 약하게 하고
점차 깊고 강하게 10회 정도 상체를 숙인다. 다리를 바꾸어 같은 방
법으로 반복한다.

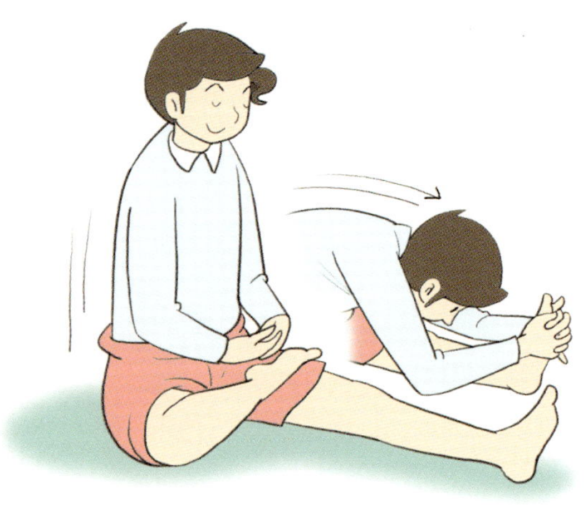

■ 앞으로 굽히기

양다리를 붙이고 무릎을 곧게 펴서 발가락을 잡고 상체를 숙인다. 이때 무릎이 접히지 않도록 해야 한다.

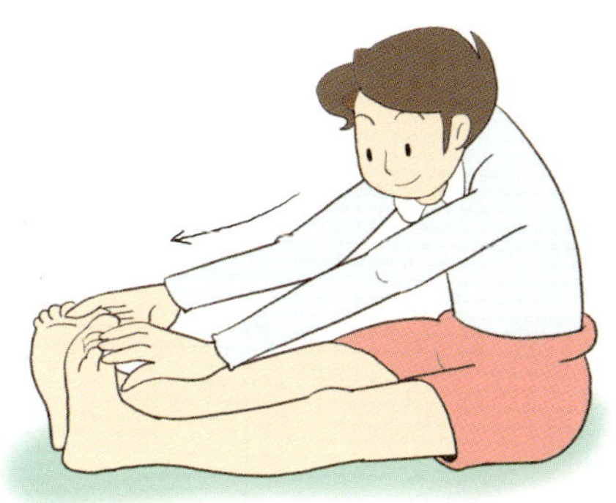

■ 비틀기

허리를 세우고 아랫배를 끌어당긴 자세를 취한 후 상체를 최대한 펴고 어깨를 뒤로 젖히면서 뒤를 본다. 좌우 번갈아 3~4회 행하는데 이 때 잘 안되는 쪽을 강하게 비틀고 횟수를 늘린다.

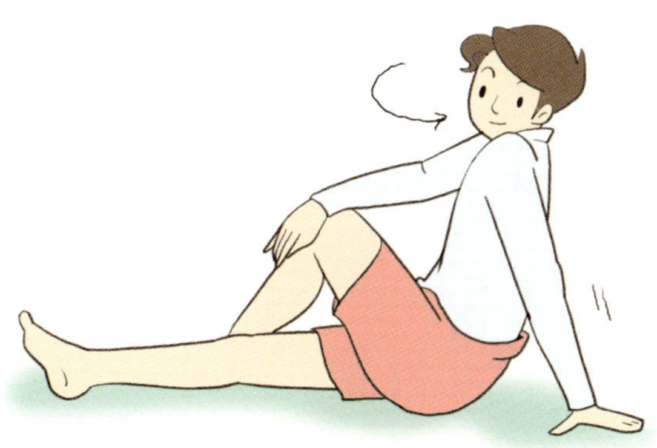

■ 고양이 자세 취하기

양팔과 다리를 어깨 넓이로 벌려 자세를 취한 뒤 숨을 들이쉬면서 고개를 들고 허리를 최대한 내리고 천장을 본다.

숨을 내쉬면서 배를 바라보고 몸을 둥글게 말아 주어 고양이 자세를 취한다.

이 자세를 유지하면서 숨을 내쉬고 양팔을 앞으로 최대한 뻗으며 내려간다. 팔 겨드랑이 안쪽이 바닥에 닿게 다리와 엉덩이는 직각이 되게 하는 동작을 3~4회 반복한다.

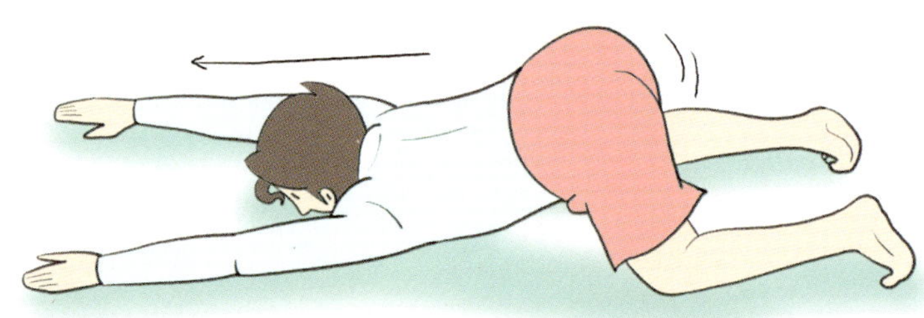

■ 잠자리 자세로 날기

온 몸에 힘을 빼고 엎드린다. 양팔을 옆으로 펼친 후 어깨 높이로
뻗은 채 잠자리가 나는 것과 같은 자세를 취한다. 양팔과 양다리를 들
어올리고 턱을 들고 시선을 앞으로 향한다.

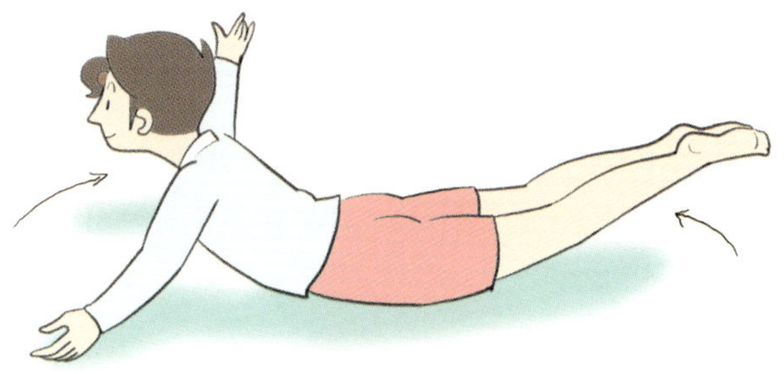

■ 엎드려 발목잡기

엎드려 양 무릎을 굽히어 양손으로 양 발목을 잡는다. 10초간 자세
를 유지한 후 이 자세에서 머리를 들어올려 5초간 유지한다. 가슴이
땅에서 많이 떨어질수록 효과가 좋다. 두 동작을 반복한다.

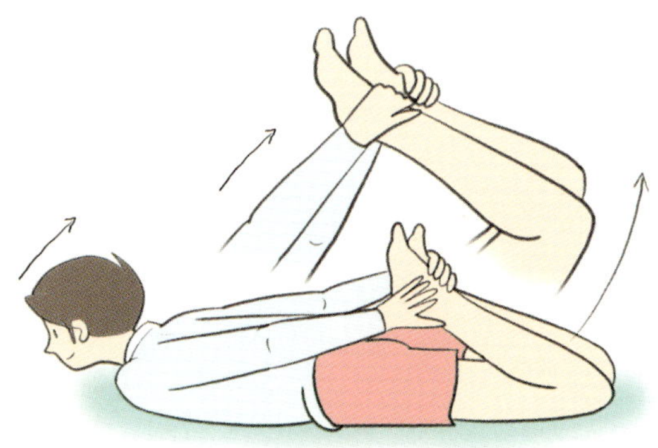

■ 기지개 켜기

천장을 보고 편안하게 누운 후 복식호흡을 통해서 숨을 들이마시면서 천천히 손등을 안으로 향하게 하고 머리 위로 최대한 뻗는다. 이때 시선은 머리 위쪽 손등을 향하고 호흡을 잠시 참으면서 팔과 발끝을 최대한도로 뻗는다. 숨을 내쉬면서 천천히 손을 머리 위로 가져가고 발끝도 편안한 자세를 취하는 동작을 5회 반복한다.

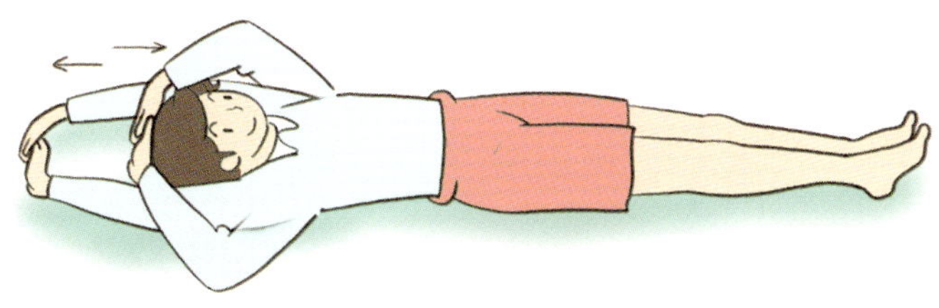

■ 누워 양팔 뻗어 윗몸 일으키기

무릎을 굽히고 누워 양팔을 위로 뻗는다. 양팔의 각도를 유지한 채 상체를 들고 10초간 유지한다. 이것을 5~7회 반복한다.

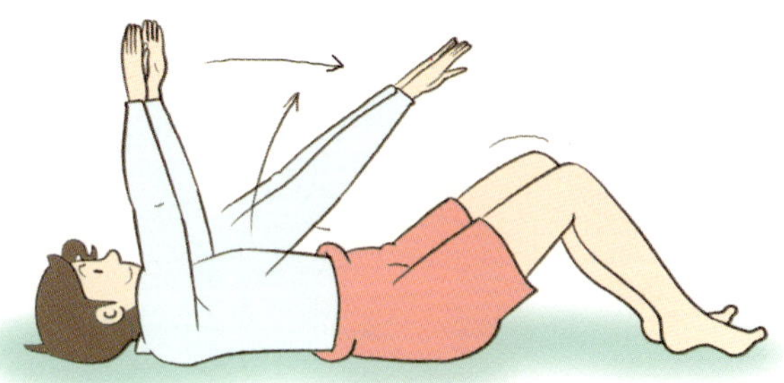

■ 다리모아 헤엄치기

양팔을 머리 뒤로 하고 누워 물고기가 좌우로 몸짓을 하듯이 다리
를 모아 같은 방향으로 굽히기를 반복한다.

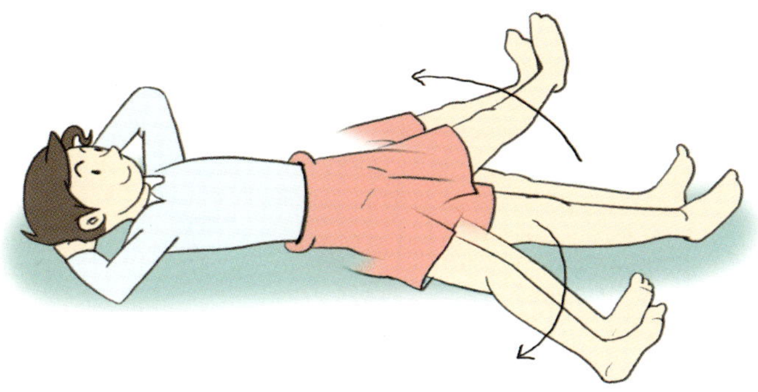

■ 누워서 자전거 타기

천장을 보고 똑바로 누워 두
팔로 양쪽 골반을 받친 후 두
다리를 들어 올린다.

어깨로 선 자세에서 페달을
밟듯 양다리를 움직여 준다.

30초 정도 자전거를 타듯이
힘껏 돌린 후 반대방향으로 20
초 정도 돌려준다.

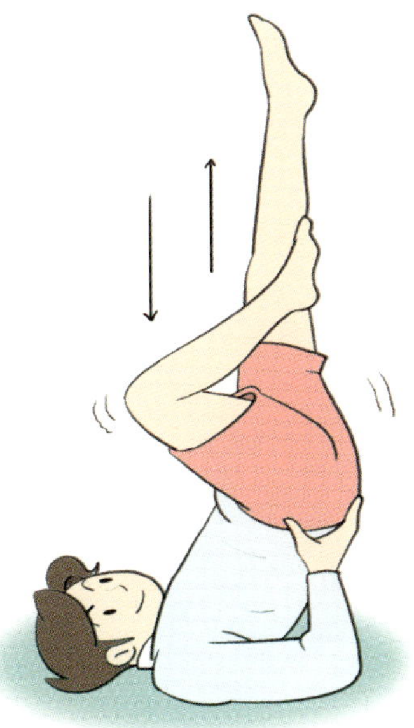

■ 누워 다리 들어 몸말기

천장을 보고 똑바로 누워 양손 바닥을 등 뒤쪽 허리 부분에 댄다.
숨을 들이마시면서 천천히 양 발을 모아 머리 위로 넘긴다. 발끝을
꺽은 채 바닥에 닿게 1분간 유지하는데 이 때 발끝은 몸에서 멀리 떨
어질수록 효과가 좋다.

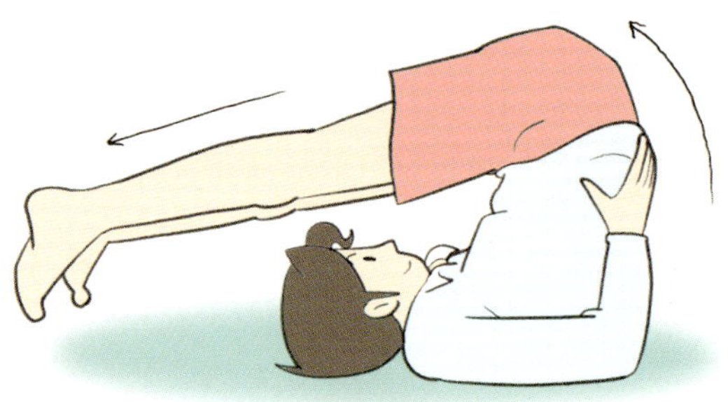

■ 무릎 당겨 주기

두 무릎을 잡고 숨을 들이마시며 가슴으로 최대한 끌어 안는다. 호
흡을 멈추고 양쪽 허리에 지그시 힘을 준다. 발목도 꺽어 몸통쪽으로
당겨주고 턱은 무릎에 댄 채 10초간 유지한다. 숨을 내 쉬며 편안하
게 자세를 풀어 주기를 반복한다.

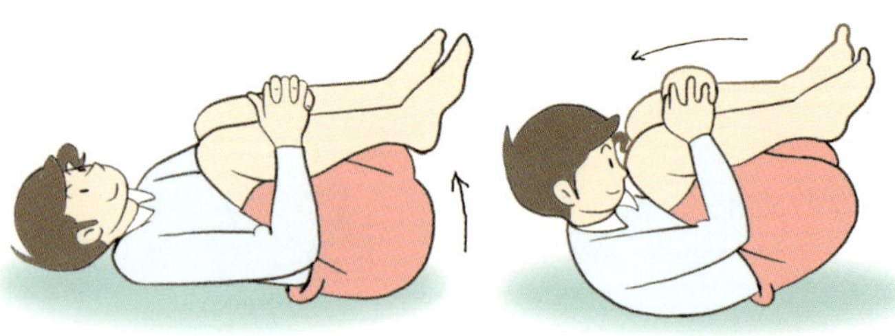

■ 수건 이용하여 다리 위로 들기

반듯하게 누워 수건을 이용해 한 다리를 들어올려 잡아당긴다. 무
릎을 굽히지 않고 다리를 쭉쭉 뻗은 후 10초간 유지한다. 다리를 바
꿔 같은 방법으로 번갈아 반복한다.

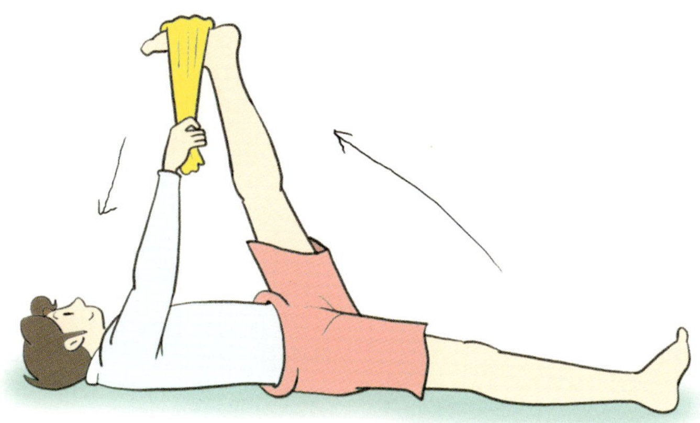

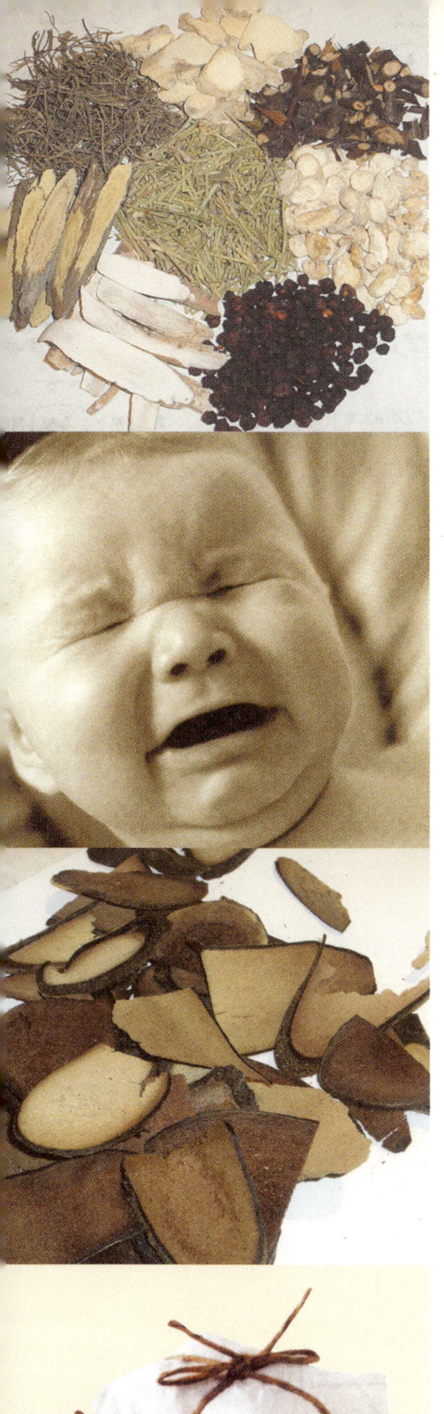

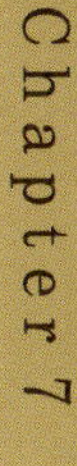

Chapter 7

소청룡탕

소청룡탕

알레르기 비염, 축농증, 천식에 탁월한 효과가 있다고 알려진 한약이 소청룡탕이다. 중국 후한 시기부터 감기, 해소천식, 각종 고뿔에 탁월한 효과가 있다고 알려진 소청룡탕은 그 연조가 이천 년 남짓된 오래된 약이다.

후한 말기 무렵 장사 지방의 태수 장중경이 쓴 상한론(傷寒論)에 보면 내부에 수독증이 있어 코 질환이나 기침을 하는 환자에게는 소청룡탕이 치료 효과가 있다고 나와 있다.

보통 소청룡탕은 마황 6g, 백작약 6g, 오미자 6g, 감초 6g, 건강 4g, 세신 4g, 계지 4g, 반하 6g 등 8가지 약초로 구성된다.

그 중 마황은 가래를 삭히고 이뇨작용을 하며 기관지 확장을 돕는 성분이 있다. 백작약은 소염 작용을 하고, 오미자는 기침을 치료하고, 감초는 긴장된 폐를 풀어주고, 건강은 몸을 따뜻하게 하고, 세신은 소염과 기침 치료 효과가 있다. 계지는 혈관을 확장하며 몸을 풀어주고, 반하는 기침을 억제하며 가래를 제거한다.

소청룡탕의 의미를 궁금해 하는 이가 있는데 그 의미는 이름에 그대로 드러나 있다.

고송총고분의 사방벽에는 동서남북을 나타내는 동물이

그려져 있는 것으로 유명한데 동쪽을 나타내는 동물이 청룡이다. 용은 본래 하늘로 올라갈 건강하고 장래성 있는 동물로서 젊음의 상징이기도 하다. 또한 동쪽은 보통 젊음을 상징하고 계절로 치면 봄을 의미한다.

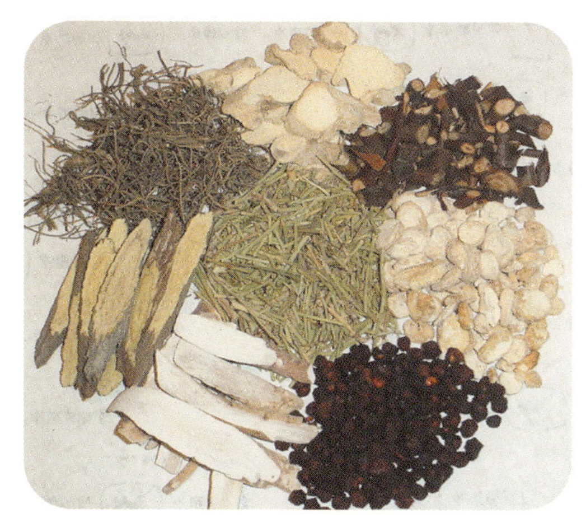

　꽃가루 알레르기를 일으키기 쉬운 계절도 봄이요, 젊은 사람이 감기, 천식, 알레르기 비염을 일으키기 쉬운 계절도 봄이니 소청룡탕이 뜻하는 바도 그러하다.

　즉 소청룡탕은 젊은 사람이 초봄에 일으키기 쉬운 병 다시 말해서 감기 천식 알레르기 비염 등을 고치는 중요한 약이라는 뜻이다.

　소청룡탕의 의미를 잘 새겨보며 초기의 코 알레르기를 소청룡탕으로 고치면 효과가 있을 것이나 이를 가볍게 여겨 소홀히 다루면 병이 중하게 돼 호미로 막을 것을 가래로 막는 격이 된다.

　그 연조가 짧지 않은 소청룡탕은 특히 수독이 쌓인 환자에게 효과가 크며 축농증 치료에도 좋은 효과를 가져온다.

　소청룡탕은 특별한 부작용은 없지만 소화불량, 식욕부진, 무기력 등의 증상을 호소하는 환자도 간혹 있다. 그러나 소청룡탕의 효과는 아주 오래 전부터 확인되어 왔고 안정성도 입증되어 있으므로 염려할 것은 없다.

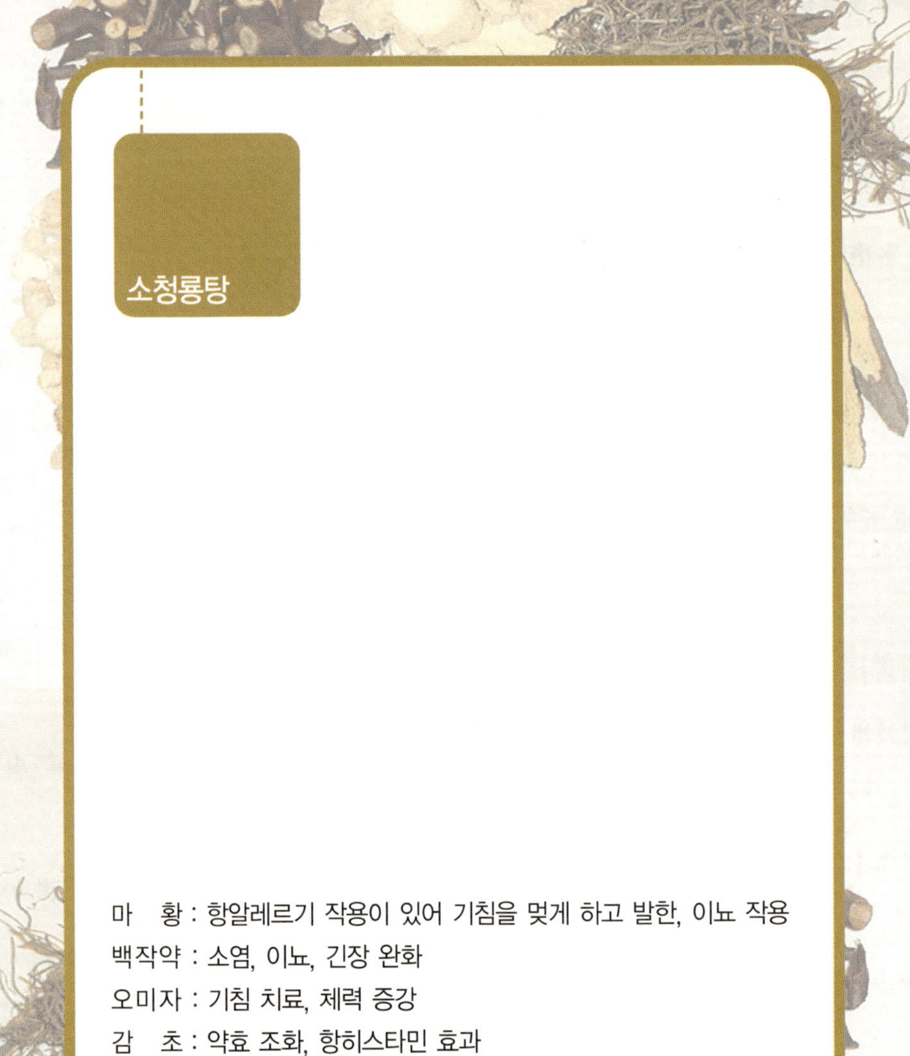

마　　황 : 항알레르기 작용이 있어 기침을 멎게 하고 발한, 이뇨 작용

백작약 : 소염, 이뇨, 긴장 완화

오미자 : 기침 치료, 체력 증강

감　　초 : 약효 조화, 항히스타민 효과

건　　강 : 생강 말린 것으로 몸을 따뜻하게 하고 위장 보호

세　　신 : 진통, 소염 효과, 기침 치료

계　　지 : 계수나무 껍데기로 혈관 확장, 항알레르기, 발한, 해열

반　　하 : 수분을 장으로 유도, 재채기, 콧물, 기침 치료

코 알레르기로 인한 코막힘이 심하여 입으로 호흡하는 초등학생과 중·고등학생 202명을 대상으로 학교 성적을 조사하였다.

조사 결과 학교 성적을 100명으로 기준했을 때 10등 이하가 8명, 25등 이하가 34명, 50등 이하가 85명, 75등 이하가 63명, 90등 이하가 12명이었다. 성적이 50~100등까지인 학생이 160명으로 79.2%였다.

코 알레르기 3대 증상인 재채기, 콧물, 코막힘 중에 코막힘은 학생들의 뇌 산소를 부족하게 한다. 이에 따라 기억력과 집중력 등 학교 공부에 악영향을 끼치는 것이다.

이 학생들에게 소청룡탕에 청뇌탕을 병용하여 6개월 간 치료하였다. 그랬더니 성적이 놀라울 정도로 향상되었다.

치료 후 코막힘이 없어졌던 학생들은 1년 후 다시 성적을 조사했을 때 10등 이내의 학생이 55명, 25등 이내가 50명이었다. 50등 이내의 학생이 이전의 20.8%에서 51.9%로 증가한 것이다.

코 알레르기가 있는 아이들은 코막힘과 구강호흡으로 주의 집중이 되지 않고 머리가 나빠지는데 이 때 소청룡탕에 청뇌탕을 합방시켜 쓰면 코 알레르기가 치료될 뿐만 아니라 머리가 좋아져 공부에도 도움이 된다.

2 소청룡탕과 청뇌탕으로 성적 향상

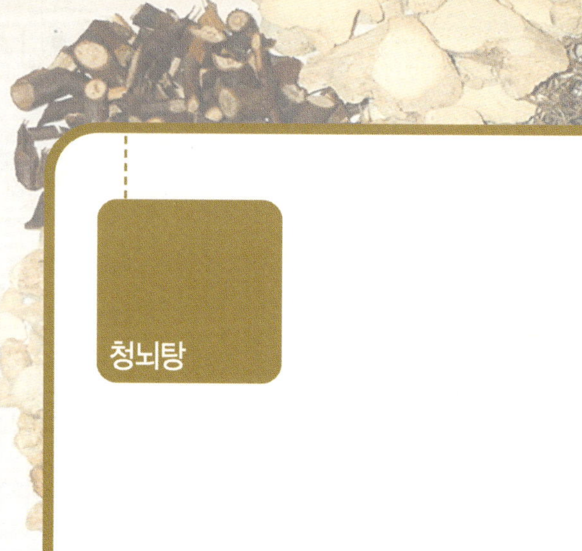

    뇌를 맑고 깨끗하게 해 주는 처방으로 수험생들이나 학생들에게 더없이 좋은 약이다.

    백작약, 당귀, 계지, 산조인, 황기, 백출, 인삼, 원지, 석창포, 천마, 용안육, 익지인, 감초, 백복신, 목향 등 15종류의 약재로 구성되어 있다.

    우리의 몸은 각 부분마다 필요한 에너지가 있어야 제대로 활동을 할 수 있다. 몸에 힘이 있어야 건강한 것처럼 뇌에도 뇌력, 즉 뇌의 신경을 유지하는 힘이 충만해야만 기억력과 집중력, 사고력, 창조력 등이 생긴다. 뇌의 피로 물질을 빨리 제거시키고 뇌력을 증진하는 약이 바로 청뇌탕이다.

6살 효진이는 늘 콧물, 재채기가 나오고 코가 막혀 있었다. 그래서 수시로 코를 만지작거리고, 쿵쿵대고, 훌쩍이고, 코를 후비고, 코를 건드려 코피가 나기도 하고, 눈을 비비기도 하였다.

겨울철 날씨가 추울 때에는 알레르기 비염이 더 증가하는 경향이 있다. 따뜻한 집안에 있다가 차가운 밖으로 나가면 맑은 콧물이 끊임없이 흐르고 발작적인 재채기가 나오게 된다. 또한 아침에 일어나자마자 계속되는 재채기와 콧물로 힘들어한다.

코 알레르기는 조기 치료가 가장 중요한데 알레르기 비염의 최고의 약은 소청룡탕(小靑龍湯)이다.

효진이에게 소청룡탕을 먹인 후 코의 증상이 다 없어진 것은 물론이고 감기도 잘 걸리지 않게 되고, 감기가 걸려도 금방 낫는다고 했다. 몸이 가렵지 않게 되고, 아침에 잘 일어나고, 밤에 잘 자고, 몸이 건강해져 동작이 활발해지고, 유치원도 빠지지 않게 되었다고 했다.

최근 어린 소아나 12세 미만 초등학생의 30%정도가 알레르기 비염 증상이 있다고 보고된 바 있다.

약수동에 사는 종연이 (9세)는 초등학교 2학년으로 작년

3

코 알레르기 치료제 소청룡탕

겨울 본원에 내원했다. 병증은 알레르기 비염에 의한 콧물, 재채기, 코막힘이었다. 간혹 눈과 코가 가려워 비비기도 하고, 콧구멍을 후벼 코피가 나기도 했다. 증상이 심해 이비인후과에서 치료받으면 며칠은 괜찮다가 다시 재발하기를 여러 차례, 여름만 빼고는 1년 내내 감기를 달고 산다고 호소하였다.

진찰을 하니 이 아이는 양쪽 코 점막이 빨갛게 부어 있어 콧구멍을 거의 막고 있었다. 전형적인 코 알레르기 증상이었다.

우선 알레르기 비염의 명약인 소청룡탕을 15일분 한 제를 지어 주고, 2~3일에 한번씩 콧속의 염증을 가라앉히는 레이져 치료와 코의 기혈순환을 돕는 침 치료를 병행하였다.

약을 복용한 지 한달 만에 부은 코 점막은 완전히 정상이 되었고, 콧속이 훨씬 편해져 숨쉬기도 괜찮고, 콧물과 재채기도 없어졌다고 하였다.

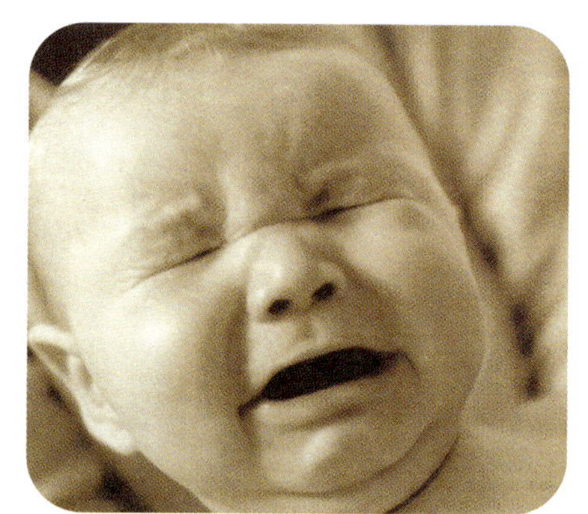

5년된 고질적인 코 알레르기가 완전히 치료된 것이다.

20세의 모대학 영문과 학생은 매년 봄만 되면 코가 근질근질해지면서 재채기가 발작적으로 연발하며 멎지 않아 괴롭고 주위 사람에 미안하기도 했다. 다음에는 콧물이 흐르고, 눈이 가렵고, 눈물이 나온다. 이비인후과를 전전했는데 그때마다 알레르기 비염이라는 진단을 받고 점안약과 점비약 내복약을 투여받았다.

내복약은 항히스타민제로 복용 후 졸립기 때문에 공부할 때 지장이 많아 낮에는 복용하기 어려웠다. 체질개선요법도 1년간 시도해 보았지만 효과가 없었다.

이 환자는 체격이나 영양상태는 보통으로 얼굴색은 약간 검은 편이었다.

소청룡탕을 식전에 복용토록 하였다. 그러자 다음날부터 효과가 나타나기 시작하여 20일분 복용 후 본원에 왔을 때는 화장지가 필요 없게 되었다고 하였다.

소청룡탕으로 천식 치료

초등학교 1학년의 남자 아이. 3살 때부터 기침을 자주했다. 기침이 많이 나올 때는 백일해가 아닌가 할 정도였다.

병원에서는 천식이 있다고 했다. 기침을 할 때마다 소아과에서 치료를 하면 좋아지다가 다시 날이 차가와지면 나빠지곤 한다. 자꾸 기침약을 먹이니까 밥도 잘 먹지 않고 혈색이 나빠지고 체중도 좀처럼 늘지 않아 고민하는 한 엄마가 아이를 데리고 찾아왔다.

천식 기침으로 늘 힘들어 하는 아이를 보는 엄마의 마음을 누가 헤아릴 수 있을까?

천식으로 고생하는 아이들을 보면 대개는 태열기가 있는 아이다. 주로 처음에는 알레르기 비염으로 시작하는데, 콧물, 코막힘, 재채기는 이른 아침 새벽공기가 차지면 심해지는 경향이 있다. 이렇게 비염 증상이 계속 반복적으로 수개월 내지는 수 년간 지속되다가 결국은 천식 증상으로 기침, 숨참 등으로 진행되는 것이다.

천식의 주 증상은 기침, 가래, 호흡곤란 등이다. 이외에도 천식이 있는 아이는 얼굴색이 창백하고, 밥을 잘 먹지 않으며, 편식하고, 발육이 좋지 않은 경향이 있다. 잘 먹지 않으니 키도 크지 않고 몸무게도 늘지 않을 수밖에 없는 것이다.

　상담한 아이는 알레르기 천식형
의 체질로 호흡기가 태어날 때
부터 약해서 외부의 기온 차
이나 음식물, 주위환경에 잘
적응하지 못했다. 그래서 금
방 감기, 기침, 호흡곤란 등
이 따르게 되는 것이다.

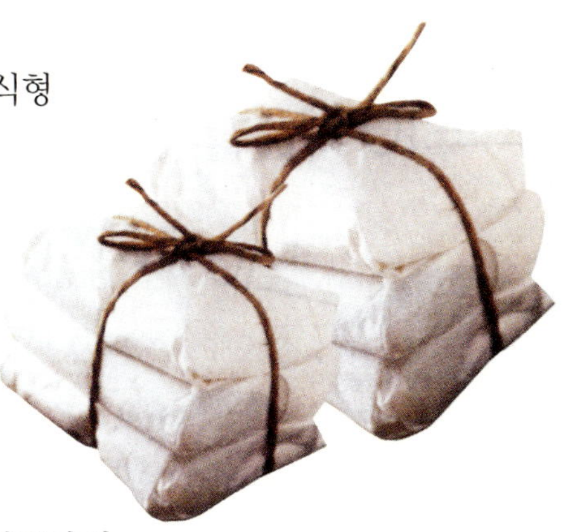

　체질적으로 오는 천식은 소청룡탕에
몇 가지 호흡기약을 첨가하여 1개월 정도 복용케 한 후에 녹용을 넣
은 천식약을 쓰면 완전히 근치시킬 수 있다.

　이 아이는 천식 치료 후 기침이 멎자 편식도 없어지고 밖에 나가서
도 잘 놀았다. 그리고 키도 크고 몸무게도 늘고 정상적으로 성장할
수 있게 됐다.

소청룡탕과 녹용으로 1년 만에 20cm 성장

L군은 초등학교 3학년인데 키가 120cm 밖에 안되는 작은 아이였다. 또래의 다른 아이에 비해 10cm 정도가 작았기에 부모의 걱정이 심했다.

평소에 코 알레르기를 앓고 있어 콧물, 코막힘이 심했기에 저녁에 잘 때도 입으로 숨을 쉬는 구강호흡을 했다. 학업 중에도 입을 벌리고 있었으며 산만하여 책상 앞에 오래 앉아 있지 못했다.

6세 때는 기침 천식으로 병원에 수차례 입원하기도 했다고 한다.

L군은 코 알레르기에 의한 저신장 어린이로 진단하여 코 알레르기 약인 소청룡탕에 키를 크게 하고 머리를 좋게 해주는 녹용과 소건중탕을 합방하여 10개월간 꾸준히 복용시켰다.

그 결과 1년 만에 20cm가 성장하여 140cm가 되어 평균 키보다도 더 크게 성장하였다. 코도 좋아져 콧물, 코막힘이 소실되었다.

지금은 밝은 성격에 공부도 잘하는 모범생이 되었다.

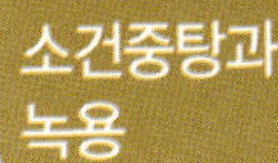

■ 소건중탕

계지 6g, 감초 6g, 생강 6g, 대추 6g, 작약 12g, 교이 6g

계지 : 항보체 작용을 하며 염증을 빨리 종식시킨다.
　　　　진정작용, 진통작용

감초 : 진해 작용, 항염증 작용

생강 : 위액 분비 촉진, 소염, 진통 작용, 감기 유발균과 장내균에
　　　　대한 항균작용

대추 : 약물의 작용 완화시켜 약을 먹기 좋게 한다.

작약 : 항균 작용, 소염, 해열 작용

교이 : 세포 에너지 대사 원활 작용

■ 녹용

RNA와 단백질 함량을 증가, 기억력 항진 효과, 항노화 작용,
성장 발육 효과, 면역 증강

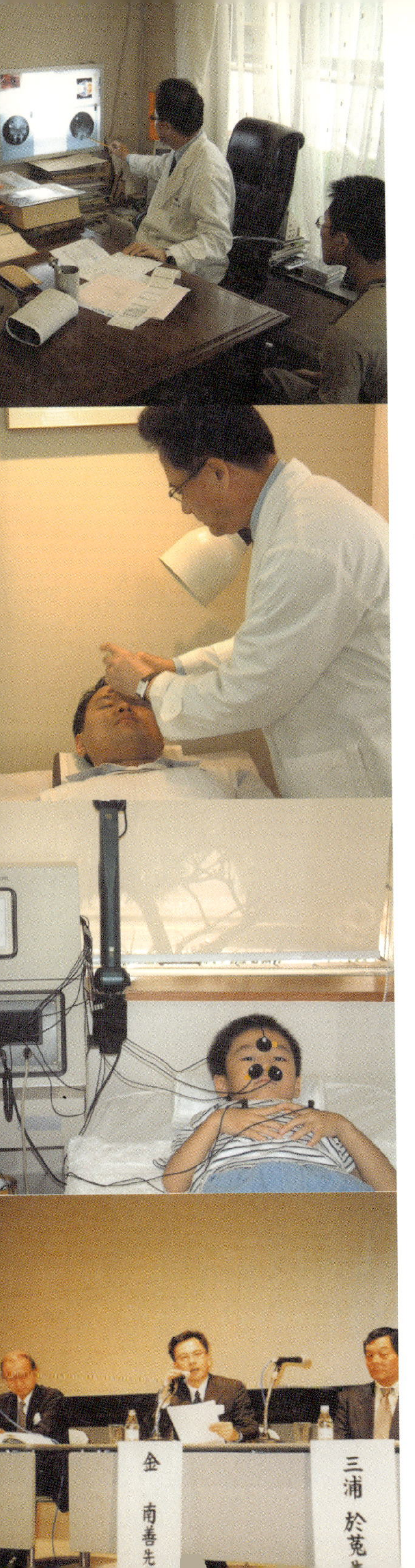

Chapter 8

의료상담

다이어트를 해서 살은 빠졌지만
키가 크지 않았습니다

Q 저희 아이는 중학교 1학년인데 키가 152cm, 몸무게 75kg입니다. 키는 평균키지만 체중은 평균체중 50kg보다 25kg이나 오바되었습니다. 그래서 제가 다이어트를 시켰습니다. 평소에 먹는 음식의 50%정도만 주고 1년을 고생한 결과 10kg정도를 줄일 수 있었습니다.

그런데 다이어트로 몸무게가 줄어든 것까지는 좋은데 문제는 키도 크지 않았다는 것입니다. 1년 동안 1cm밖에 자라지 않아 키가 153cm정도밖에 되지 않습니다.

체중 조절을 위해 다이어트를 하면 키가 크지 않고, 키 생각을 해서 음식을 먹게 하면 너무 살이 찌고…. 어떻게 해야 할지 고민입니다.

A 성장호르몬 분비를 크게 좌우하는 것은 섭취하는 영양물의 양과 종류입니다. 오랫동안 굶주리거나 영양실조인 경우 그리고 음식물 중에 지방 함유율이 많으면 성장호르몬 분비가 감소됩니다.

잘 먹어야 잘 크는 법입니다. 물론 비만인 경우에도 성장호르몬의 분비가 감소되기 때문에 비만이 되지 않도록 체중 조절을 해야 하지만 이 때는 운동으로 살을 빼야 합니다.

성장기에 있는 청소년인데 먹지 않고 무리한 다이어트를 한다면 잘 자랄 수 없는 것은 당연합니다. 깊은 수면을 취하고, 충분한 단백질 섭취를 하고, 스트레스를 받지 않도록 노력하며, 키를 크게 하는 한약을 복용하는 것이 좋겠습니다.

성장기에 있는 청소년이 다이어트를 하면 뼈로 가는 영양이 부족해서 뼈가 더이상 자라지 않으므로 체중조절은 20세가 넘어서 성장판이 닫힌 후에 하는 것이 바람직합니다.

2

코가 막혀 집중을 못합니다

Q＿ 초등학교 3학년인 저희 아이는 1년 전부터 감기에 자주 걸리고 코막힘이 심했습니다. 그러다보니 코로 숨을 쉬지 못하고 입으로 숨을 쉬곤 합니다. 잘 때도 입을 벌리고 자고 공부를 할 때도 집중을 하지 못합니다.

A＿ 알레르기 비염의 3대 증상은 재채기, 콧물, 코막힘입니다. 그중 특히 코막힘이 심한 아이는 구호흡을 하기 때문에 치료를 서둘러야 합니다.

정상적으로 코로 호흡하는 비호흡(鼻呼吸)을 하면 코로 공기가 들어가서 콧속의 섬모나 점막의 점액이 공기를 정화하고, 코와 목의 편도선이 세균을 막아주어 면역시스템을 활성화해서 백혈구가 각종 병원균을 잡아먹어 몸의 건강을 유지하게 합니다.

그러나 구호흡(口呼吸)은 입으로 직접 호흡하는 것으로 공기가 바로 들어가 코와 목의 편도선이 세균이나 바이러스의 온상이 되어 면역시스템이 약해져 백혈구가 병원균을 몸으로 운반하여 폐포나 기도에도 감염이 되어 알레르기 증상을 나타내게 됩니다.

또한 구호흡을 하면 산소 섭취량이 감소합니다. 산소의 영향을 가장 많이 받는 곳이 뇌인데 코로 숨을 쉬지 못하고 입으로 숨을 쉬면 뇌로 가는 산소량이 늘 부족해집니다. 소아의 성장단계에서 산소가 부족하면 뇌의 성장이 나빠지고 머리가 나빠지고 집중력이 떨어지는 아이가 되는 것입니다.

독일 튀빙겐 대학의 크리스티안 포에츠 교수는 잠잘 때 코로 숨을 쉬지 못하고 입으로 숨을 쉬는 아이, 코를 고는 아이들은 그렇지 않은 아이들보다 학습능력이 2~3배 떨어진다고 발표하기도 했습니다. 코가 막히고 코를 고는 아이들은 그렇지 않은 아이들에 비해 산소섭취량이 줄어들어 잠에서 깬 뒤에도 머리가 맑지 않기 때문이라는 것입니다.

또한 코막힘이 있는 어린이는 숙면을 취하지 못하고 자주 잠을 깨므로 성장호르몬의 분비가 원활하지 않아 성장도 더디게 됩니다.

소청룡탕을 3개월 복용하여 알레르기 비염을 치료하면 코막힘이 없어짐으로 비호흡을 할 수 있고, 그 이후 녹용에 소청룡탕을 합방하여 다시 3개월 정도를 복용하면 성적도 좋아지고 키도 크게 할 수 있습니다.

3

TV 연속극을 보다가 늦게 잠을 잡니다

Q _ 저희 아이는 초등학교 6학년 여자아이입니다. 애들 아빠가 야근이 많아 귀가가 늦은 편인데 딸아이는 아빠가 올 때까지 TV 연속극을 보면서 기다리곤 합니다.

먼저 자라고 해도 밤이 되면 코가 더 막혀 잠을 잘 수가 없다며 짜증을 냅니다.

잠을 일찍 자게 할 수 있는 방법이 있나요?

A _ 밤늦게까지 TV 연속극을 보는 것은 잘 때 분비되어야 할 성장호르몬의 분비를 방해하는 것이고 성호르몬의 분비를 빠르게 하므로 성장에 있어서 악영향이므로 꼭 삼가야 합니다.

평균 이하의 키로 내원한 아이들 중에는 나이에 비해 성숙한 아이들이 많습니다. 어른들의 일에 끼어들기 좋아하고 TV 연속극을 즐겨 보는 아이들은 부모들의 세심한 주의가 필요합니다.

2차 성징이 나타나면 성장속도는 많이 줄어듭니다. 다시 말해 2차 성징이란 성호르몬의 분비가 왕성해진다는 것이고, 성호르몬의 분비가 왕성해지면 성장속도는 줄어듭니다.

남자아이든 여자아이든 너무 어려서부터 성적인 환경에 노출되고 성에 관심이 많게 되면 성장에 좋을 것이 없습니다. 성호르몬의 분비가 빨라지면 2차 성징이 빨라지게 되고 그러면 성장이 그만큼 빨리 멈추게 되기 때문입니다.

코가 막힐 때는 무를 갈아서 즙을 낸 다음 약솜에 적셔 코 속에 바르면 효과가 좋습니다. 소금물로 코를 세척하고 자는 것도 숙면을 취하는데 도움이 됩니다.

4 녹용을 먹으면 키가 크나요?

Q__ 저희 딸은 14살인데 키가 151cm, 체중이 55kg입니다. 또래 아이에 비해 키가 많이 작아 병원에 가서 검사를 했더니 성장판이 거의 닫혀 지금의 키가 거의 다 자란 키라고 합니다.

녹용이 성장에 좋다고 하던데 지금이라도 먹이면 효과가 있을까요?

A__ 녹용(鹿茸)은 한약 중 최고 비싼 약으로 주로 허약체질, 키 성장 장애, 학습능력 장애 등이 있는 어린이나 학생들에게 쓰면 그 효과가 탁월합니다.

녹용에 기억력과 집중력을 도와주는 RNA가 다량 함유되어 있어서 어린이나 학생들의 학습능력을 좋게해 주고 뇌 발달에 효험이 있으며, 어린이로부터 노인에 이르기까지 기억력을 재생시키고 건망을 해소하는데 탁월한 효과를 보이고 있습니다. 그리고 면역을 증강시

켜서 알레르기 체질을 건강체질로 만들어 주는 효과도 있으며, 항스
트레스 작용이 뛰어납니다.

알레르기가 있고 코가 나쁜 허약 아이의 성장 발육에 탁월한 효험
이 있고, 감기에 자주 걸리며, 잘 먹지 않고 키도 잘 크지 않으며, 얼
굴이 창백하고 활동력이 왕성하지 못하며, 매사에 의욕이 없고 자주
피로해 하는 아이들에게 좋은 치료제 겸 보약이 됩니다.

코가 나쁘면서 키가 잘 자라지 않는 작은 아이들은 소청룡탕에 녹
용, 황기, 승마, 익지인, 산조인 등을 넣어 복용시키면 코도 치료하고
성장과 뇌 발달에 효과적입니다.

5 키도 작고 발음도 어눌합니다

Q ＿ 올해 6살인 저희 아이는 또래 아이들에 비해 키도 작고 몸무게도 적게 나갑니다. 게다가 발음도 정확하지 않기에 친구들과 잘 어울리지 못하고 늘 혼자 지냅니다. 코의 질환으로 인해 발음이 좋지 않은 것인지 구강 구조상의 문제인지 알고 싶습니다.

A ＿ 저성장은 성장호르몬 계통의 이상이나 유전적 요인보다 성장을 억제하는 질병이 원인인 경우가 더 많습니다.

알레르기 비염, 축농증, 편도선염 등의 이비인후과 질환과 만성 변비, 설사, 편식 등의 소화기 질환, 아토피 등 피부 질환, 비만 등이 있으면 성장에 지장을 받게 됩니다.

이런 외적요인들은 지속적으로 성장에 장애를 일으키는데, 이 문제가 사라지면 순식간에 자라기도 합니다.

알레르기 비염의 코막힘에 의해 밤에 잠을 설치게 되면 성장호르몬 분비장애가 나타나서 키 성장이나 뇌 발달에도 이상을 초래하고 언어발달도 더딜 수 있습니다.

아이들은 옹알이부터 시작해서 만 2세 무렵이 되면 언어 폭발기에 이릅니다. 이후부터 4~5세까지는 언어 발달이 급속도로 이루어집니다. 그러나 모든 아이가 똑같은 발달 시기를 거치는 것은 아닙니다. 어떤 아이는 늦게 말문이 트이는 등 개인차가 있습니다.

그러나 언어발달상 의사에게 보여야 하는 경우는 어느 정도의 말을 기대할 연령에서 전혀 말을 하지 않는 아이, 자기 연령에 비해 언어의 내용이 부적절한 아이, 또는 어느 정도 말을 했으나 일시적으로 또는 말을 잃어버린 아이, 만 2~4세 무렵에 한 단계에서 너무 오래 정체되는 아이는 유심히 살펴보아야 합니다.

보통 모국어는 만 5~6세가 되면 완성된다고 보고되고 있습니다. 즉 학교에 입학할 쯤이면 성인과 비슷한 수준으로 말을 이해하고 할 수 있게 된다고 생각하면 됩니다.

아이의 언어 상태가 좀 미흡하다고 생각되면 검사를 해 보는 것이 좋습니다. "좀 더 기다려봐라", "우리애도 늦었었는데 지금은 공부 잘한다" 등 주위 사람의 말을 듣고 무작정 기다려 보는 것이 해결책은 아닙니다.

기다려도 좋은지 아니면 적극적인 도움이 필요한지에 대한 정보는 전문가의 의견을 듣는 것이 현명합니다.

현재 수준을 확실히 알아야 나중에 후회하지 않습니다. 너무 오래 기다리면 아이의 문제가 심각해질 수 있습니다.

일단 아이의 언어발달 장애 원인을 파악하여 그 이유가 구조상의 문제라면 언어치료병원에서 언어 치료를 받아야 하고, 코의 질환으로 인한 발달 장애라고 하면 탕약으로 비염을 치료해야 합니다.

형제인데 키크는 게 왜 이렇게 다른지

Q__ 저희 큰아들은 중학교 2학년인데 키가 172cm입니다. 그런데 5학년인 작은 아들은 135cm밖에 되지 않습니다. 똑같이 먹고 똑같은 환경에서 자라는데 왜 그렇게 다른지 모르겠습니다.

어린 아이인데도 잠을 잘 때 코를 곤다는 것외에는 생활 습관도 형과 별로 다른 것이 없습니다. 성장호르몬으로 치료를 하면 단시간 내에 키가 클 수 있나요?

A__ 같은 형제라고 해서 똑같이 키가 크는 것은 아닙니다. 유전적인 것은 똑같다고는 하지만 키성장의 70%에 영향을 주는 좋아하는 음식이나 잠자는 것, 운동량, 생활 습관, 건강상태가 다르기 때문입니다.

코막힘과 코골이가 있는 사람들은 뇌가 깊은 잠에 들지 못하므로 해서 성장호르몬 분비를 방해하는 원인이 됩니다. 잠을 잘 자야 잘 크는 법입니다.

필요한 수면의 양은 개인차가 있으나 초등학생이라면 최소한 8시간 이상은 깊고 충분하게 자야 하고 10시 이후에는 잠을 자야 합니다.

아이의 키가 작으면 성장호르몬 주사를 고려하는 부모가 많습니다. 그러나 충분한 수면, 영양섭취, 운동, 스트레스 해소 등이 뒤따르지 않는다면 성장호르몬 주사만으로 모든 문제가 해결되지는 않습니다.

작은 아이에게 있어 무엇보다 중요한 것은 숙면을 방해하는 콧병을 치료하는 일입니다. 특히 코막힘으로 코를 고는 아이들은 뇌가 깊은 잠에 들지 못하므로 성장이 더딘 것입니다.

수면무호흡증을 겪는 아이들은 인두편도인 아데노이드가 비대해져서 콧속 공간이 좁아져 있기 때문에, 깨어있는 시간에도 숨쉬는 데 불편을 느낍니다.

수면무호흡증인 아이를 보면, 숨을 잠시 안 쉬긴 해도 그것 때문에 잠에서 깨는 것 같지는 않습니다. 그리고 무엇보다 코를 고는 아이는 그런 것을 기억하지 못합니다.

그러나 코를 골면서 잠시 동안 숨을 안 쉬게 되면 뇌가 그것을 인지하고 도움을 주기 위해, 이완되어 있는 기도를 긴장시키게 됩니다. 이는 정상적인 다른 아이에 비해 깊은 잠을 잘 수 없다는 얘기입니다. 몸이 깨어나는 것은 아니지만 뇌가 수시로 깨어나기 때문에 여러 가지 문제가 생깁니다. 가장 심각한 문제가 성장 장애입니다.

코고는 어린이의 수면습관

- 코를 자주 골며 코 고는 소리도 무척 큰 편입니다.
- 고개를 심하게 뒤로 젖히고 잡니다.
- 잠을 자면서 자주 뒤척입니다.
- 코를 골다가 숨을 쉬지 않는 순간이 있습니다.
- 잠을 자는 동안 땀을 많이 흘립니다.
- 잠을 많이 잤는데도 아침에 깨우면 잘 일어나지 못합니다.
- 아침부터 머리 아프다는 말을 자주 합니다.
- 낮 시간에 조는 경우가 많습니다.
- 성격이 변덕스럽고 공격적인 성향을 갖고 있습니다.

코를 골고 코가 막히면 뇌산소도 부족해져 어린이들이 집중하지 못하고 산만하며 기억력이 약해져 나중에 공부하는 데 지장이 많게 됩니다.

한방치료는 탕약과 코 레이저치료, 코 물리치료 등을 포함해서 이루어집니다. 아이들은 한창 성장기에 있어 모든 신체기관이 미숙하기 때문에 받아들이는 능력이 떨어지므로 약재가 순하고 부작용이 없어야 합니다. 또 아이들이 먹기에 좋도록 단맛이 나고 맛이 좋은 약재인 황기, 산약, 구기자, 산수유, 당귀 등을 쓰고 여기에 녹용을 넣어 쓰면 키 크는 데 큰 도움이 됩니다.

코 치료를 함과 동시에 키를 크게 하고 머리를 좋고 영리하게 하는 것이 한약의 장점입니다.

1년 내내 감기를 달고 삽니다

Q__ 6세된 여자아이인데 1년 내내 감기를 달고 삽니다. 게다가 먹는 것도 잘 소화를 시키지 못해서 음식을 조금씩 밖에 먹지 못합니다. 그러다 보니 마르고 키도 작습니다. 몸이 튼튼해지고 키도 좀 컸으면 좋겠습니다.

A__ 호흡기 허약아는 툭하면 감기에 걸리고 환절기에는 그냥 넘어가는 때가 없이 호되게 감기를 앓습니다. 피부도 연약하여 추위를 몹시 타며, 심한 경우 1년 내내 감기를 달고 사는 아이도 있습니다.

그러나 감기에 걸린다고 너무 덥게 키우는 것은 좋지 않습니다. 왜냐하면 몸의 자체적인 적응력이나 방어력이 떨어질 수 있기 때문입니다.

감기에 강한 아이로 키우려면 피부가 튼튼한 아이로 만들어야 합니다. 피부를 단련하려면 일광욕, 해수욕, 냉수욕, 건포마찰 등을 하는 것이 좋습니다.

되도록 탁한 공기를 피하고 콧속도 소금물이나 생리식염수로 자주 씻어주어 청결을 유지해 주는 것이 좋습니다.

또한 소화기 계통이 좋지 않은 아이는 신생아 때부터 식욕이 왕성하지 못합니다. 그리고 잘 체하거나 복통, 구토, 설사, 변비, 식욕부진 등의 증상이 자주 나타납니다.

이런 아이에게는 바나나, 아이스크림, 빵, 청량음료, 돼지고기, 닭고기, 밀가루음식 등 소화가 잘 되지 않는 음식은 먹이지 않는 것이 좋고, 밥은 너무 많지도 적지도 않게 적당량을 규칙적으로 먹게 하되, 따뜻한 상태에서 먹이는 것이 좋습니다.

삽주뿌리라고도 하는 창출 10~15g에 물 500cc를 넣고 반으로 줄어들 때까지 달여서 차처럼 수시로 마시게 하면 도움이 됩니다.

8 편식이 심한데 밥을 잘 먹게 하려면

Q__ 초등학교 3학년, 2학년 두 자녀를 두고 있습니다. 작은 아이는 괜찮은데 큰 아이는 유난히 키가 작습니다. 반에서 첫 번째 앉고 키순에서는 다섯손가락 안에 듭니다. 특별히 아픈 데가 있는 것도 아니고 운동도 잘 하지만 편식이 심한 편입니다. 요즘은 동생보다도 작으니 어디를 데리고 가면 형을 동생으로 압니다.

편식을 고칠 수 있는 약도 있나요?

A__ 키 성장에 영향을 주는 환경 요인 중 가장 비중이 높은 것은 영양섭취를 결정하는 식습관입니다. 우리가 어떤 음식을 얼마나 먹느냐에 따라 키 성장에 많은 영향을 미치게 되는데 성장에 좋은 식습관이란 5가지 영양소를 골고루 먹는 것입니다.

편식을 하게 되면 영양불균형을 초래하여 성장 발육을 저해하고, 면역력이 떨어지기 때문에 병에 걸리기 쉽고, 집중력이 분산되어서 산만해지게 됩니다.

또한 불규칙한 식사는 장의 기능을 약화시키고, 인스턴트식품은 뼈를 약화시키고 칼슘을 빠져나가게 하고, 아이스크림, 청량음료는 소화기를 차게 하고, 당도가 높은 과일이나 과자는 비만을 초래하고 성장을 저해하므로 조심해야 합니다.

키가 크려면 편식을 하지 않고 골고루 잘 먹는 것이 가장 중요하며, 세끼 식사를 규칙적으로 하고, 천천히 씹어서 먹으며, 기름기가 많은 고기나 가공식품은 먹지 않고, 패스트푸드를 절제해야 합니다.

콩이나 시금치 같은 특정한 식품을 가리는 경우에는 아이에게 그 음식을 먹어야 하는 이유를 꾸준히 설명하고 그 식품을 다른 식품으로 싸거나 감추어 조리하여 주는 것이 좋습니다.

그리고 좋아하는 반찬만 먹는 아이가 있는데 이 때는 아이가 덜 좋아하는 반찬을 먼저 먹게 하고 좋아하는 반찬은 나중에 먹도록 유도해야 합니다.

먹는 것에 아예 관심이 없고 먹지 않으려는 아이는 원인이 의학적 원인인지, 아니면 심리적 원인인지를 살펴보고 상태가 심각하다면 전문의와 상담을 해야 합니다.

한편 코가 나쁜 아이들은 입맛이 없어서 밥을 잘 먹지 않는데 이러한 아이들에게 소건중탕이나 보중익기탕 등의 한방약을 복용시키면 코 알레르기나 축농증이 치료될 뿐만 아니라 밥도 잘 먹게 됩니다.

9 가을에도 심해지는 꽃가루 알레르기

Q__ 저희 아이는 고등학교 1학년인데 꽃가루 알레르기로 인한 비염입니다. 어릴 때는 봄철에 꽃가루가 날릴 때만 힘들어 했었는데, 2년 전부터는 봄 뿐만 아니라 가을철에도 심해집니다. 재채기, 콧물이 심하고 코간지러움, 눈가려움 등으로 자꾸 신경질적이 되어 갑니다.

왜 가을에도 심해지는 것인지요?

A__ 꽃가루에 의한 알레르기성 질환을 화분증이라고 하는데 꽃가루 알레르기 환자는 매년 4, 5월이면 급증을 합니다. 만개한 꽃에서 바람을 타고 비산하는 화분은 눈에 잘 보이지는 않으나 공기중에 오랫동안 떠다니므로 화분 알레르기가 있는 사람들 중에는 봄철이면 알레르기성 피부염, 결막염, 비염 및 기관지 천식 등의 계절성 알레르기 질환을 앓게 됩니다. 외출을 하지 못할 정도로 심한 경우도 많

이 있습니다.

가을철에는 꽃가루가 날리지 않는다고 생각하기 쉽지만 사실은 그렇지 않습니다. 가을에도 돼지풀, 쑥 등 잡초의 꽃가루가 날리므로 가을에도 증상이 악화되는 것입니다.

외출을 할 때는 안경이나 마스크를 쓰는 것이 좋으며, 외출하고 집에 돌아오면 바로 세수나 샤워를 하는 것이 좋습니다.

그러나 죽염이나 아주 진한 소금물로 씻으면 자극을 받아 오히려 해로울 수 있으니 조심해야 합니다.

백목련의 꽃봉오리를 말려 두었다가 차로 마시면 진정 효과가 있으며 코 알레르기 치료에도 도움이 됩니다.

10 초경을 미루면 늦게까지 키가 크나요?

Q__ 저희 딸아이는 초등학교 3학년입니다. 키는 134cm, 몸무게는 35kg입니다. 그런데 벌써 가슴이 나오기 시작하고 있습니다. 그래서 초경을 빨리 할까봐 걱정입니다.

2차 성징이 나타나기 시작하면 성장이 멈춘다는 말을 들었는데 성장이 멈추게 될까봐 걱정이 됩니다. 초경을 좀 늦게 하면 성장호르몬이 계속 분비가 되나요?

그렇다면 초경을 늦게 하는 방법은 없는지 또 그런 약을 복용하면 다른 부작용은 없는지요?

A__ 생리를 미룰 수 있는 양약은 부작용이 있으니 복용해서는 안됩니다.

대부분 체중이 42kg이 되면 생리를 하게 됩니다. 따라서 지방이 감소되면 생리도 늦춰지게 됩니다. 한약 중에는 지방을 분해하는 효

 | 코 건강한 아이가 키도 쑥쑥 크는 이유

과가 있는 약물이 몇 가지가 있는데 이런 약이 바로 생리를 늦추는 약이라고 보시면 됩니다.

이런 치료를 하다보면 지방이 자연스럽게 줄어들고 아울러 성장호르몬의 분비도 더 잘 될 수 있습니다.

따라서 사춘기가 오면서 유선이 발달이 되어가는 경우에 성장 치료를 할 때는 지방이 분해되는 약물을 추가하면서 성장 치료를 병행합니다.

초경은 자연스러운 일이므로 초경을 일찍 해서 키가 잘 안자란다는 걱정보다는 정상적인 방법으로 키가 쑥쑥 자라도록 노력하시는 것이 좋을듯 합니다.

코막힘 때문에 입으로 숨을 쉽니다

Q__ 제 아이는 초등학교 3학년입니다. 최근 들어 아이가 밤에 잠잘 때, 코막힘이 심해서 입으로 자주 숨을 쉽니다. 그리고 잠이 들면 심하게 코를 곱니다. 한방으로 치료한다면 치료기간과 비용이 얼마나 소요되는지 알고 싶습니다.

A__ 코막힘은 코 증상 중에서 가장 많이 생기며 최근에는 특히 코막힘을 호소하는 어린이들이 증가하고 있습니다.

코막힘을 일으키는 대표적인 질환은 감기이며 이때 코막힘 증상은 코 점막이 바이러스와 세균에 침범되어 부어올라서 콧속의 공기통로가 좁아져서 생기는 것입니다.

축농증도 코막힘 증상을 일으키지만 콧물과 두통 같은 증상이 함께 나타날 때가 많습니다. 유치원생부터 초등학교 3학년 어린이에게서 발생하는 코막힘은 편도비대와 아데노이드비대가 주된 원인입니다. 유, 소아기의 코막힘 증상은 지능의 발달을 저해하기 때문에 방치해두면 지능이 나빠질 수 있습니다.

또한 스트레스에 의해서도 코가 막히는데 스트레스가 코 점막을 더 붓게 한다는 보고가 있습니다. 그러므로 과외나 학교공부에 너무 치우치면 어린이들은 이에 스트레스를 받아 코가 더 나빠지는 결과를 초래합니다.

어린이는 자면서 자란다고 합니다. 하지만 코 알레르기가 있으면 코 점막이 부어서 코로 숨을 쉬지 못하고 입으로 숨을 쉬는 구호흡을 하게 되며 깊은 잠을 잘 수 없고 수시로 깨게 됩니다. 주로 아래쪽의 코가 막히고 위의 코는 뚫리게 되는데 이는 중력에 의해 아래쪽의 코 점막이 더 붓게 되기 때문입니다.

그리고 아이들의 뇌는 항상 산소가 풍부해야 하는데 코로 숨을 쉬지 못하고 입으로 숨을 쉬면 산소공급이 원활히 이루어지지 않아 뇌로 가는 산소량이 적어져 기억력과 집중력이 약해지고 뇌 노폐물질이 빨리 배출이 되지 않아 머리가 띵해지고 무거워집니다.

소청룡탕에 박하, 곽향, 방풍, 신이, 금은화 등 코를 통기시키는 약재를 첨가하여 쓰면 코막힘을 해소하는데 도움을 주고, 코 점막이 부은 것을 가라앉혀서 근본적인 코막힘을 해결해 줍니다.

그 외에 전자침이 코의 기혈순환촉진의 효과가 있고, 아로마 오일이 코 염증을 해소시키며, 레이저가 코 점막 염증을 없애 주어 콧물, 코막힘을 빠른 시간에 치료합니다. 또한 어린이에게 침의 공포를 주

지 않도록 레이저 침을 코의 영향혈과 인당혈에 붙여주어 아프지 않
게 치료합니다.

자세한 치료기간과 비용은 예약 후 방문하셔서 검사 및 진료를 받
으셔야 알 수 있습니다. 대략 치료기간은 짧게는 3개월 정도이고, 길
면 6개월에서 1년이 걸릴 수도 있습니다. 치료비용은 한 달에 40만원
에서 50만원 정도 듭니다.

12 눈을 비비고 깜박거리고

Q__ 11살 남자아이를 둔 엄마입니다. 8살 추석 때 갑자기 눈이 충혈되고 붓고, 심하게 가렵다고 해서 안과에 갔더니 알레르기 비염이 있는데, 그게 눈으로 와서 그렇다고 합니다. 안약처방을 받아 가렵다고 하면 넣어주곤 했는데 밤에 코가 심하게 막힌 다음에는 유난히 눈을 더 비비곤 합니다.

요즘에는 눈을 깜박거리는 횟수가 점점 늘고, 눈을 깜박거릴 때마다 머리도 같이 움직여 보기가 무척 안 좋습니다.

A__ 눈의 안구와 바로 맞닿아 있는 결막은 눈을 보호하는 조직이기 때문에 외부로부터 날아오는 미세물질에 가장 먼저 노출됩니다. 결막에 먼지나 꽃가루 등이 달라붙으면 알레르기 반응을 일으키게 됩니다.

눈이 간지러우면 아이들은 자연히 손으로 비비게 되고 나중에는 눈이 충혈 되면서 눈곱이 끼게 됩니다. 그리고 심해지면 눈꺼풀이 부풀어 오르고 결막에 부종이 생깁니다.

알레르기성 결막염은 특별한 원인균 없이 어떤 물질에 과민반응을 일으키는 것인데, 그 물질이 워낙 다양하기 때문에 원인을 알아내기가 매우 어렵습니다.

대략 집먼지 진드기나 꽃가루, 먼지 때문에 나타나는 것으로 추정해 볼 수 있지만 그밖에도 화장품이나 화학약품, 음식물, 대기오염이 알레르기성 결막염의 원인이 되기도 합니다.

그런데 알레르기성 결막염 어린이를 보면 대체로 알레르기성 체질로 비염이 있는 경우가 흔합니다. 그리고 과민성 결막염에 쉽게 걸리므로 아이의 체질을 변화시키는 방법을 찾아 보는 것도 치료의 한 방법입니다.

만약 그것이 여의치 않다면 약물요법이 효과적입니다. 일반적으로 항히스타민제를 사용하면 증상이 빨리 호전되지만, 약효가 일시적인데다가 장시간 사용할 때는 오히려 증상이 악화되기도 합니다.

스테로이드제는 증세가 심할 때 사용하는데, 약성이 강하기 때문에 오래 사용하면 각종 안 질환에 노출되기 쉽다는 문제점이 있습니다.

간혹 급하다고 소금물로 눈을 씻는 환자를 보는데, 이것은 금물입니다. 차라리 찬물로 찜질하는 것이 좋습니다.

세간명목탕은 한방약으로 알레르기성 결막염 환자에게 자주 처방합니다. 결막염으로 눈물과 눈곱, 눈이 충혈되거나 햇빛에 눈이 부시고 아플 때 쓰입니다.

알레르기는 코를 비롯해서 눈, 기관지, 피부, 위장 등에 나타납니다. 10월 추석 때 쯤 눈이 가렵고 비염으로 재채기, 콧물, 코막힘이 있으면 꽃가루나 온도변화에 의한 알레르기일 경우가 많습니다.

알레르기 치료를 받으면 눈을 비비고 깜박거리는 것도 줄어들 것입니다.

13 이사 후 천식이 심해졌습니다

Q__ 저희가 1년 전에 이사를 했는데, 이사 후 1달 뒤 부터 저희 아이가 기침이 끊이질 않고 천식이 심해졌습니다. 기침도 콜록콜록 하는 게 아니고 가래가 있으면 헛기침하는 것처럼 에헴, 켕켕 이렇게 한답니다. 그것도 거의 쉴새 없이 말입니다.

어렸을 때부터 천식으로 감기를 달고 살았기에 집수리를 할 때 페인트도 무독성페인트를 사용하고 도배 장판도 좋은 것으로 했는데 이사 후 갑자기 너무 심해졌습니다.

A__ 천식은 잦은 기침과 '쌕쌕' 거리는 숨소리와 호흡곤란이 나타나는 만성적인 기관지 염증성 질환입니다. 이와 같은 증상들은 기관지가 좁아지고 기관지에 염증이 생김으로써 나타나는 현상입니다.

기침이란 기도에 있는 기침 수용체가 자극을 받아 기관지를 통해 빠른 공기가 밀려오게 되면 나타납니다. 그러나 천식의 증상으로 나오는 기침은 심할 때는 한꺼번에 수십 번의 기침을 연속적으로 하게 되고 주로 한밤중이나 새벽에 많이 하는 특징이 있습니다.

천식이 좋아지면서 쌕쌕거림, 숨찬 증상들은 사라지지만 기침은 완전히 그치지 않는 것이 일반적입니다. '쌕쌕' 거리는 숨소리는 마치 돼지 소리와 비슷하며 이를 '천명'이라고 합니다.

예를 들어 구멍이 큰 대롱을 불면 공기가 쉽게 지나가므로 아무 소리도 나지 않는 것처럼 정상적으로 숨쉴 때 기관지의 내경이 충분히 크기 때문에 숨쉬는 소리가 거의 들리지 않습니다. 그러나 천식환자처럼 기관지의 내경이 좁아진 경우에는 피리처럼 좁은 구멍을 공기가 지나면서 휘파람 소리와 같이 '쌕쌕' 거리는 천명소리가 들리게 됩니다.

호흡곤란은 호흡을 통한 산소공급이 제대로 이루어지지 못하기 때문에 일어나는 현상인데, 천식의 증상으로 나타나는 호흡곤란은 기관지가 좁아지고 막히게 되니 숨쉬기가 힘들뿐 아니라 폐에 도달하는 공기양이 부족하여 생기는 것입니다.

아이의 호흡수가 빨라져 숨을 가쁘게 몰아쉬고, 누워있지 못하고 자꾸만 앉으려고 하고, 콧구멍을 벌렁거리며 가슴을 들썩거린다든지, 숨쉴 때 가슴 아래 명치부분 또는 윗부분이 움푹 패이면서 호흡하는 상태를 보이면 호흡곤란이 심해지고 있음을 의미하는 것이니 조심해야 합니다.

새집증후군을 발생케 하는 새집 실내오염물질로는 산화질소, 이산화질소, 일산화탄소, 이산화탄소, 아황산가스, 포름알데히드가 있으며, 조리를 위해 사용하는 천연가스나 난방연료가스를 비롯해 나무 등에서도 발생할 뿐만 아니라 새 건축자재 자체에서 배출되기도 합니다. 또한 벽지나 장판, 페인트 등에서도 알레르기 물질이 발생이 되어 어린이 천식 기침을 악화시킬 수 있습니다.

집안의 건축자재와 장식재가 내뿜는 유독 물질에 의해 기침, 천식, 알레르기 비염, 아토피가 극성을 부리게 됩니다. 평생 괴롭히는 천식, 비염, 아토피에서 벗어나기 위해서는 어린이의 면역과 저항력을 키워주는 수밖에 없습니다.

한방탕약은 여러 가지 약재가 혼합되어 치료 효과를 극대화시키고 면역을 증강시켜 근본치료를 하는 장점이 있습니다. 한약으로 천식 치료와 더불어 면역력을 강화시키는 치료를 받으십시오.

14 유아방을 다닌 뒤부터 기침이 끊이질 않습니다

Q 아기가 25개월인데 벌써 2달째 감기로 고생하고 있습니다. 기침이 심하고 쌕쌕 거리는 소리가 점점 커집니다.

유아방을 다닌지 1달 조금 넘었는데 그곳에서 자꾸 감기를 옮아오는건지 감기가 쉽게 낫질 않습니다. 치료방법이 궁금하고 완치될 수 있는지, 그리고 유아방을 계속 보내도 되는지 궁금합니다.

A 기침이 나오는 질환은 감기나, 기관지염, 폐렴의 초기증상, 알레르기 비염, 축농증, 천식, 급성후두염, 백일해, 기관지확장증 등이 있을 때입니다.

● 헛기침이나 마른기침 : 감기나 기관지염 폐렴의 초기증상으로 가래가 거의 없이 컹컹거리는 기침소리가 납니다. 지속될 때에는 폐결핵의 가능성도 있습니다.

●습한기침 : 콜록콜록, 쌕쌕거리며 가래가 나옵니다. 마른기침이
  습한기침으로 바뀌기도 합니다. 기관지, 세기관지 등에 이상이
  있을 때 발병합니다. 폐결핵, 기관지확장증, 심장판막증인 경우
  에 마른기침을 합니다.
●컹컹거리는 기침 : 마치 개가 짖듯이 컹컹 소리가 나는 기침을 하
  면 급성후두염을 의심해 볼 필요가 있습니다.
●발작성기침 : 일단 기침을 시작하면 끊임없이 해대는 발작성기
  침은 백일해, 폐렴, 천식 등일 때 나타납니다.
●발작적인 재채기와 기침 : 알레르기 비염이나 천식이 있을 때는
  발작적인 재채기, 기침을 동반합니다.

아이가 유아방을 다닌다고 하였는데, 유아방에는 여러 아이들이
있으므로, 그 중에는 감기에 걸린 아이도 있게 마련입니다. 그래서
이 아이들에게서 감기가 감염이 되어서, 아이가 콧물, 기침을 달고
살게 되는 것입니다.

아이가 코가 나쁠 때, 그리고 감기에 자주 걸려서 잘 낫지 않을 때
는 가급적 유아방이나 어린이집을 가지 않는 것이 도움이 됩니다.

유아원 등에서는 면역력이 미성숙한 어린이들이 서로 감기를 옮겨
주면서 낫다가 다시 앓는 과정을 반복하여 축농증이나 비염이 만성
화되는 경우가 있으므로 부모들이 세심히 보살펴야 합니다.

어린이 알레르기 비염의 치료는 탕약이 우선이 됩니다. 탕약을 복
용시키면서 1주일에 1~2회 정도 레이저치료, 코 물리치료를 병행합

 코 건강한 아이가 키도 쑥쑥 크는 이유

니다.

　한방은 비염과 천식을 한꺼번에 치료합니다. 천식이 있는 아이는 소청룡탕에 녹용을 합하여 쓰면 훨씬 효과적입니다.

15 돌인데 한약을 먹여도 되나요?

Q__ 저희 아이는 돌이 막 지난 아기입니다.

항상 그런 건 아닌데, 감기에 걸렸을 때 코감기로 시작했다가 꼭 목감기, 기침감기로 옮아지며 그렇게 되면 천식기가 심해집니다. 가래가 끓고, 잘 때 특히 쌕쌕 거립니다. 소아과에서는 우리 아이가 선천적으로 기관지가 좀 약하기 때문이라고 합니다.

치료를 해 주어야 할텐데 한약은 언제부터 먹일 수 있나요? 너무 어려서 걱정이 됩니다.

A__ 어린이천식은 어느 연령에서나 발생하지만 80~90%이상은 대부분 4~5세 이전에 나타나며, 30%는 1세 이전에 발병합니다.

알레르기 비염과 천식은 유전성이 강합니다. 부모가 알레르기 질환이 있으면 자녀 중 70%가 유전됩니다. 엄마 쪽만 있으면 50%, 아빠 쪽만 있으면 30%, 10세 이전에 알레르기 질환이 있으면 그 중

87%가 친척 중에 알레르기 환자가 있는 경우입니다.

생후 1~2개월부터 진행되는 알레르기 질환의 진행과정을 '알레르기 행진'이라고 말합니다. 이 과정을 살펴보면 생후 1~2개월부터 뺨에 빨갛게 태열(영아습진)이 돋습니다.

돌 전후로는 기침, 콧물, 재채기, 코막힘 등 감기증상 내지는 알레르기성 상기도염, 알레르기성 기관지염이 발생하다가 가슴에서 쌕쌕거리는 소리가 나는 천명과 기침을 동반하는 모세기관지염이나 천식성 기관지염이 발생합니다. 두 돌이 지나면 천식이 오고 천식이 오래 계속되어 알레르기 비염이나 축농증으로 고생하게 됩니다.

기침 천식, 알레르기 비염, 아토피의 순서는 바뀌는 경우도 있고, 한두 가지를 건너뛰는 경우도 있으며, 여러 가지가 겹쳐져 더 오랫동안 힘들어하는 경우도 많습니다.

모체로부터 면역물질을 적게 받았으니, 보약으로 부족한 부분을 채워주어야 합니다. 녹용이 기침 천식 등에 효과가 좋은데 아이의 허약한 부분을 보충하는 데는 녹용에 소청룡탕이나 보중익기탕 등을 합방해서 쓰게 됩니다.

녹용은 돌 이후에는 2~4첩까지 나이의 2배를 먹이게 됩니다. 이렇게 복용시키기를 1년에 3~4회 반복하면 기침 천식을 어느 정도 치료하고, 더 심해지지 않게 예방하는 효과도 있습니다.

기침이 심할 때는 배꿀찜, 호박씨 조린물, 모과 설탕조림, 대추즙 등을 조금씩 입에 넣어 주는 것도 좋습니다.

Chapter 9

구강호흡은 만병의 근원이다

- 西原克成의 저서 中에서

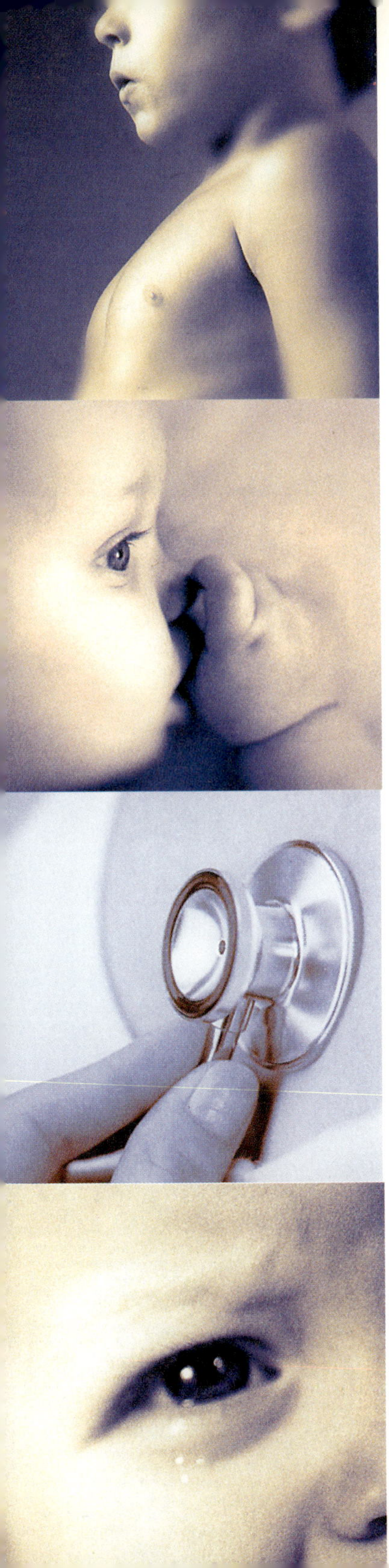

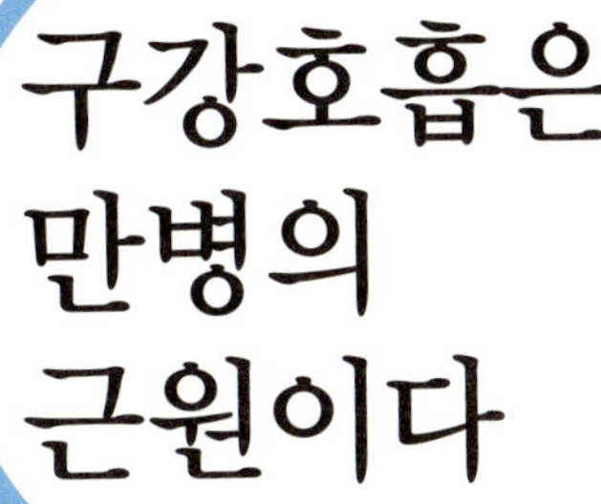

대학병원에서 호전되지 않았던 증상이
2주만에 말끔히 사라졌다

어느 날 19살의 남성이 필자의 진찰실에 왔다. 그는 어릴 때부터 아토피성 피부염으로 고생하고 있었는데, 요 근래 이사를 하고 피부염의 증상이 더욱 나빠졌다고 한다.

물론 그때까지도 대학의학부의 피부과에서 치료를 받고 있었는데, 거의 효과가 없었다고 한다. 피부과도 그렇고, 대학병원의 내과에서도 두손 두발을 다 들은 상태에서 필자에게 오게 되었던 것이다.

그의 얼굴만 보아도 입으로 호흡하는 습관이 눈에 보였다. 그리고 음식을 먹을 때에 입의 왼쪽으로만 씹는 버릇이나, 잠을 잘 때에도 몸을 옆으로 하고 자는 것 등을 알 수 있었다.

또 시진과 접진을 해보니, 양측의 입천장 편도의 종창과 넓은 범위에 걸쳐 경부임파절의 작은 혹이 나있었다.

필자는 그에게 입으로 호흡하는 습관을 버리고 코로 호흡하도록 교정지시를 내렸다. 한쪽으로만 씹는 습관을 교정할 것, 먹을 때는 평균 30~50회씩 씹을 것, 그리고 수면 자세를 올바로 할 것을 지도하였다.

그리고 특별히 몸이 차지 않도록 따뜻한 물에 목욕할 것과 복식호흡(횡경막 호흡)의 격행을 권했다. 이것들은 몸의 면역력을 강화하기 위함이다.

더욱이 목의 감염에 대해서는 입을 헹구는 약으로 입을 자주 헹구어 주고 비타민 B, C와 DHA를 복용할 것을 지시하였다.

그 결과 3주간이 지나자 대학병원에서도 두손 두발 들었던 그의 증상은 극적으로 개선되었다. 일괄적 입호흡의 치료에 따라 원인 요법이 좋은 결과를 가져온 것이었다. 그의 확정진단은 사이트메가로윌스의 감염이었다.

또 대학병원에서 치료를 받았던 10살짜리의 여자아이도 아토피성 피부염이 쉽게 호전되지 않아서 다른 이에게 소개를 받고 필자에게 찾아와 진찰을 받았다. 그 아이는 팔과 다리에 습진이 보였었지만 필자의 진찰로 보아서는 입으로 호흡하는 것과 찬 음식의 중독, 수면부족이 원인으로 보였다.

그래서 입으로 호흡하는 것을 교정하고, 아이스크림 등의 차가운 음식을 먹는 것을 삼가고, 수면시간을 지금까지의 7시간에서 10시간으로 늘리도록 하였다.

그랬더니 피부염은 2주만에 깨끗하게 고쳐졌다. 팔과 다리에 보였던 얇게 검던 피부는 하얗게 되었고 습진은 거의 없어지게 되었다. 2주만에 눈에 띄게 치료가 된 것이었다.

목과 코의 구조를 간과하는 현대의학의 맹점

우리들은 평소, 무의식적으로 호흡을 하고 있다. 그것은 코로 공기를 들이마시고 코로 뱉어내고 있다는 것이다. 그것을 코호흡이라 하며 아주 정상적인 호흡이다.

그런데 입을 사용하여 숨을 들이마시거나 내뱉는 경우가 있다. 이 것이 우리들이 말하는 "입호흡" 인 것이다.

이 입호흡이 왜 아토피성 피부염과 관계가 있는 것인지 의아한 독자도 많이 있으리라 생각된다. ‘입으로도 코로도, 공기는 폐로 들어가기 때문에, 아무런 문제도 되지 않는다’ 고 생각하는 분이 있을지도 모른다.

그렇지만 그것은 큰 착각이다. 인간의 몸은 구조적으로 보아 코는 공기를 마셔 폐로 연결해 주고, 입은 음식을 먹는 기관으로, 그 역할이 확실히 분담이 되어 있다.

공기 중에는 무수한 병균이나 쓰레기 먼지가 섞여있다. 코에는 비강(콧속)내를 흐르는 점액과 섬모(가는 털)에 따라, 그 공기를 여과하고 깨끗하게 하려는 움직임이 있다. 또 코에서 목에 걸쳐서 무수의 부비강이 있어서 몸에 들어오는 공기의 온도 조정도 해준다.

결국 코는 들이마신 공기를 정화하고, 온도와 습도를 적도에 맞춰주는 것으로 폐나 기관에 나쁜 영향을 미치지 않도록 하고, 인간의 면역기능을 정상으로 움직여주는 역할을 하는 것이다.

입호흡을 하게 되면 입이 이러한 코의 역할을 감당할 수 없으므로

 코 건강한 아이가 키도 쑥쑥 크는 이유

몸의 조화가 무너지고 자신의 몸을 파괴하게 되는 것이다.

아토피성 피부염뿐만 아니라, 천식이나 꽃 알레르기를 시작하여 모든 면역병과 모든 교원병(피부와 근육이 붙거나, 근육의 피가 붙거나, 세포와 혈관 사이가 메워지거나 하는 병의 총칭), 백혈병, 류머티즘, 악성임파종, 자궁내막증 등은 모두 몸의 조화를 무너뜨리는 데서 온 결과들이며, 그 주요 원인은 "입으로의 호흡"에 있다고 하여도 과언이 아니다.

그에 따라 필자는 이러한 면역병을 "입호흡병" 이라고 칭하며, "입호흡은 만병의 원인" 이라고 말하는 것이다.

입으로 호흡을 하는 것이 버릇이 되면, 여러 가지의 악영향이 몸에 나타나게 된다. 잘못된 사용법은 어떤 정밀한 기계라도 고장이 나는 것처럼 우리들의 몸도 똑같이 고장이 나버리는 것이다.

코호흡으로 바꾸는 것만으로 집중력 향상

TBS의 인기방송 중 "동물 기상천외!" 라는 것이 있다. 그 방송에 사람의 입호흡을 다룬 적이 있다. "아이들의 입호흡이 위험하다" 라고 하는 테마에 어떤 초등학생의 호흡 방법을 조사한 것이었다.

거기에서는 코호흡으로 바꾼 뒤, 놀랍게도 16명 전원이 체력테스트 외에 집중력테스트에서도 능력이 향상되었음을 알 수 있었다. 무엇보다도 아이들의 얼굴색이 좋아지고 생기 넘치는 느낌을 화면에서도 볼 수 있었다.

이 프로그램은 2001년 6월 3일에 방송되어 큰 반향을 불렀다. 이런 식으로 실증이 된 것과 같이 평소 아무렇지 않게 호흡하고 있는 법, 그것이 입인지 코인지에 따라, 당신의 건강에 큰 영향을 미치는 것이다.

우선 당신 자신은 입호흡을 하고 있는지 체크해 봐야 할 것이다.

입호흡이라고 하는 무심코 그리고 무의식적으로 하는 나쁜 호흡방법이 몸을 해치고 많은 병의 원인이 되고 있는 것이다.

예를 들어 어린이들 사이에서 급증하고 있는 소아천식은 아토피의 다음으로 많은 만성병으로 이것도 입호흡과 큰 관계가 있다. 이 메커니즘은 어쨌든 입호흡을 고치고 본래의 코호흡으로 바꾸는 것만으로 천식의 증상은 극적으로 개선될 수 있다는 것이다. 이런 것을 전문적으로는 "치료적 진단술"이라고 한다.

코호흡을 하여 올바른 몸의 습관을 가지는 것으로 면역병을 시작해서 많은 병이 확실히 개선되는 것이다.

호흡시 코를 사용하지 않으면, 왜 병원체가 들어가기 쉬운 것일까?

입으로의 호흡은 소아천식을 일으키는 것만이 아니다. 많은 질병의 원인이 되고 있는데, 그 병명은 천식, 아토피성 피부염, 알레르기 비염, 미각·후각의 마비, 만성피부염, 류머티즘, 백혈병, 임파종, 제

그렌증 등 다 헤아리지 못할 정도이다.

호흡기 관계의 병만 보더라도 기관지천식, 감기증후군, 폐렴, 간질성폐렴, 교원병폐, 기관지확장증, 비만성기관지염, 폐결핵, 비정형투산균증, 자연기흉, 수면시 무호흡증후군, 과환기증후군, 살코이드시스, 호흡부전 등 많은 병들이 환자가 입호흡을 하는 원인으로 일어나는 것이다.

증상이나 병명은 여러 가지이지만 입으로 호흡하는 것이 원인으로 생기는 병이기 때문에 앞에서 말한 것과 같이, 필자는 이런 환자를 총칭하여 "입호흡병"이라고 부르고 있다.

그렇다면 왜 입으로 호흡을 하면 이런 "입호흡병"이 생기는 것일까?

그것을 이해하기 위해서는 우선 원래의 호흡기인 코의 메커니즘을 알아야 한다.

코는 냄새를 맡는다. 간단히 공기의 흐름이 아니다. 오히려 생명진화가 만들어졌던 정교한 에어컨디셔너이기도 하고, 몸을 지키는 생체방어 시스템인 것이다.

공기 중에는 무수의 병원체나 쓰레기, 먼지가 섞여 있지만, 코는 그 공기를 여과하고 정화하는 움직임이 있다. 콧속의 젖어있는 섬모는 먼지나 진드기의 송장 등이 걸려서 콧속으로 들어가지 못하도록 해서 콧물로 체외로 빼내어 주는 것이다.

더욱이 콧구멍에서 인후까지 기도의 주변에는 많은 부비강이라는 구멍이 있어서, 그 구멍을 지나치는 것으로 들이마신 공기는 적정한 온도가 된다. 그 길이는 15cm도 안되지만, 그 구조가 있는 덕택에 영하 몇 십도의 추운 날씨에도 폐나 기관이 동상에 걸리지 않는 것이다.

또 건조한 공기도 그대로 들이마시게 되면 폐나 기관에 나쁜 영향을 미치기 때문에 코를 지나치는 사이에 100% 가까이 가습이 된다. 인후렌자 바이러스처럼 춥고 건조한 공기를 좋아하여 떠돌아다니는 병원균에게는 적정한 온도와 대량의 습기를 주는 것으로 바이러스 감염을 억제하고 있는 것이다.

그 악순환이 면역을 흐트러뜨린다

입으로 호흡하는 악영향은 입뿐일까? 당연히 코까지 미친다. 입으로 호흡을 하니, 코를 사용하지 않기 때문이다. 그 중에는 한 번도 콧물을 흘린 적이 없다고 말하는 환자도 있어서 깜짝 놀랐다.

일상적으로 코의 정상적인 점액은 콧물이 항상 분비되어서 공기 중의 미균이나 이물질을 제거하여 준다. 그 중요한 콧물이, 코를 쓰지 않으면 분비되지 않는 것이다.

이미 일본이 고도의 성장기였던 쇼와 30년경의 어린아이들로 말하자면, 거의 전원이 콧물을 흘리며 놀았었다. 그러나 언제부터인가 콧물을 흘리며 노는 아이들이 없어졌다. 그것은 일본전체가 위생적이 되었다기보다는 오히려 어린이들이 코로 호흡하는 것을 익히지 못했다는 결과로 보는 것이 좋겠다.

코호흡을 잊어버리면, 코 안의 공기가 움직이지 않게 되어 건조해지고, 코의 점액을 덮고 있는 분비물은 딱지처럼 딱딱해져서 염증을 일으키고, 콧물도 나오지 않게 된다. 건조해진 점액에 균이 번식을 하기 때문에 비후성비염(비강점막이 염증을 일으켜서 딱딱해지며 두 터워지는 병)이 생기는 등 알 수 없는 코의 병이 생기는 것이다.

어린이들이 많이 걸리는 축농증도 그 중의 한가지이다. 입호흡이 원인으로 코의 기능이 정상적으로 움직이지 않게 되어, 코의 안쪽(부비강) 점막에 만성 염증이 생기고 점막이 부어올라 그곳에 고름이 고이게 된다.

따라서 축농증을 고치려고 한다면, 입으로 호흡하는 버릇을 고치고 코로 호흡하도록 하지 않으면 안 된다. 이비인후과에서 치료를 받고도 어지간해서 축농증이 낫지 않는 것은, 아무리 코의 흐름을 좋게 하여도 입으로 호흡을 하기 때문에 도로 아미타불이 되어 버리는 것이다.

이처럼 코를 사용하지 않고 입으로 호흡을 하는 습관이 들어버리게 되면 쉽게 코로 숨을 쉴 수가 없게 되며 입호흡의 습관이 더 심해진다. 이런 악순환을 전문용어로는 "Positive Feedback"이라고 한다. 이런 악순환에 의해 코에 있는 편도선이 악영향을 받는 것은 틀림없는 사실이다.

외부로 부터의 공기도 들어가지 않기 때문에 편도선의 움직임은 약해지고 결국에는 활동조차도 그만두게 되어버린다. 힘을 잃어버린 편도선은 입과 같이 미균의 온상이 되어버리는 것과 같다.

입호흡을 계속 한 결과, 면역시스템의 요점인 월 다니엘 편도 림프륜은 모두 기능 정지의 상태가 되고, 저항력은 현저하게 저하해 버린다. 또 월 다니엘 편도 림프륜에서는 백혈구가 만들어지고 있으나,

그 백혈구 안에서도 미균이 침투하여 미균이 들어간 백혈구가 전신을 돌게 된다.

그렇게 되면 면역계의 밸런스는 한 번에 무너지게 되고 몸의 여기 저기에서 원인불명의 병이 발병하게 되는 것이다.

코호흡으로 고쳐진 천식 발작

5살 어린 여자아이의 경우도 그러하였다. 2살 때부터 천식의 발작이 시작되었고, 정기적으로 통원을 하는 동시에, 3살부터는 수영교실을 다니기 시작했다. 수영이 천식에 좋다고 권장해 주었기 때문이었다. 얼마동안은 발작도 고쳐졌다.

그런데 가을에 2주 연속으로 밤에 발작을 일으켜서 긴급외래에서 연일 흡입요법을 받았다. 입원까지는 아니었지만, 그 후에 필자의 진찰을 받기 위해 찾아왔다.

시진과 접진의 결과, 입으로 호흡하는 버릇이 확실했다. 무기력하고 얼굴색도 나쁘고, 입천장 편도는 부어올랐으며, 경부 림프절은 양쪽 모두 부어서 압통이 있었다. 코의 흐름이 나쁘기 때문에 윗입술에 비해서 아랫입술이 두껍게 쳐져있는 입호흡의 나쁜 습관이 있는 사람의 얼굴의 특징이 잘 보여졌다.

바로 고무젖꼭지를 사용하게 하고, 입술을 닫고 자일리톨 껌을 씹는 껌요법, 식사에서는 양쪽을 동시에 사용하고 음식물을 30회 이상 씹도록 하였고, 잠을 잘 때에는 콧구멍 확장장치(노즈리프트)를 장착

하고, 수면 중에는 상하의 입술에 종이로 된 테이프를 붙여서 입이 벌어지지 않도록 하였다.

노즈리프트의 사용으로 발작은 바로 고쳐졌다. 2주 뒤에는 코의 흐름이 많이 좋아지고 건조했던 코에는 콧물이 생기게 되었다. 그 후에 1달이 경과하고 관찰을 했더니 약 반년 동안에 2번 감기에 걸렸지만, 천식의 발작은 한 번도 없었다.

또 그 아이는 코로 호흡하는 법을 습득하는 도중에 콧물이 나오게 되었지만, 이제까지 콧물을 흘려본 적이 없었기 때문에 코를 푸는 방법을 몰랐다. 그래서 콧구멍을 한쪽씩 막고 적당한 힘을 주고 코를 풀도록 지도하였다. 쓸데없이 양쪽 다 코를 풀면 폐의 압력으로 콧물과 함께 귀관을 통하여 코의 미균을 중이로 밀어 넣는 격이 된다.

수영으로 중이염이 되는 것도 같은 원인으로 수영 중에 코에 들어간 물을 빼내려고 불필요하게 코를 풀면 더러운 콧물이 중이로 들어가게 되어 염증을 일으키는 것이다.

이와 같이 코도 귀도 호흡기의 일부분이며, 코와 귀도 폐의 일체로 보는 의사가 거의 없는 것이다. 이것도 역시 계통발생학(척추동물의 진화학)을 공부하지 않은 현대의학의 맹점이 되고 있다.

입호흡으로 인해 침략당하는 기관과 병의 상관관계

옛날에는 감기는 만병의 근원이라고 말해왔다. 하지만 정말 만병의 근원은 입으로 하는 호흡이다.

이번에는 호흡을 입으로 하는 것으로 인하여 얼마나 병에 걸리기
쉬운 지를 간단한 예를 들어두고 싶다.

기관명과 조직명을 쓰고 화살표 표시를 했으나, 이것은 입으로 호
흡해서 들어오는 무해한 잡균이나 바이러스가, 기관이나 조직에 침
투하여 만성의 불현성의 감염을 일으키기 때문에 이처럼 병이 된다
는 것을 보여준다.

● 갑상선 → 교본병, 갑상선염증(갑상선이 부어 오르지만, 아프지
  않다. 목의 압박감이나 이물질이 끼어 있는 듯한 느낌을 느낄 때
  도 있다.)
● 구강/눈 → 쉐그렌 증후군(침과 눈과 피부의 건조증), 베제트병,
  망막증(실명), 포도막염, 녹내장, 백내장, 원추각막.
● 귓속 → 귀가 울림, 난청, 메니에르증(어지러움이나 귀가 울리고
  토할 것 같은 증상이 같이 옴), 이관 막힘.
● 흉선 → 중증근육무력증(오후부터 저녁까지 눈꺼풀이 늘어져서
  눈을 뜨고 있을 수가 없어진다. 식사 중에도 턱의 힘이 빠져서
  잘 씹지 못하게 된다. 손발이 쉽게 지친다.)
● 관절두의 백혈구조혈기 → 류마티스, 관절염, 백혈병.
● 림프조혈기 → 악성림프종, 사르코이도시스.
● 골수조혈기 → 재생불량성 빈혈, 혈소판감소증.
● 췌장 → 당뇨병(목이 마르고 권태감, 체중감소, 시력저하 등), 췌
  장염.
● 소화관 → 장염, 위염, 클론병.

 코 건강한 아이가 키도 쑥쑥 크는 이유

- 대장 → 궤양성대장염(복통, 설사, 점혈편, 체중감소, 발열 등)
- 비뇨/생식계 → 자궁근종, 내막증, 생리통, 방광염, 전립선염.
- 피부 → 피진, 습진, 아토피성 피부염, 피부근염.
- 피하조직 → 교원병, 강피증(피부나 피하조직이 수축하여 굳어진다.)
- 근육 → 다발성근육염(알레르기성 근육염으로 발열, 발진, 관절통, 근육통이 있어서 근육의 탄력이나 근력저하를 일으킨다.)
- 뇌신경 → 편두통, 우울증.
- 기도/기관지 → 천식, 간질성폐렴, 기관지확장증.
- 심장/맥관계 → 심질환, 심근증, 대동맥염, 정맥염, 레이노증.
- 신장 → 네프로제, 신장염.
- 뇌 → 파킨슨병.
- 뇌하수체 → 하수체종.
- 전신 → 만성피로, 과로사.

입으로 호흡하는 나쁜 습관

호흡의 방법이라고는 하나, 특별히 신경을 써가며 하는 사람은 거의 없을 것이다. 대부분 무의식적으로 호흡을 하고 있다고 할 수 있다. 라디오에서 하는 체조로 심호흡을 할 때조차, 코로 들이마셔야 하는지, 입으로 들이마셔야 하는지를 고민하는 사람은 없다. 매우 일반적으로 공기를 마시고, 내뱉고 있기 때문에, "나는 입으로 호흡을 하고 있지 않다"라는 생각에 빠져 있는 사람이 꽤 많은 것이다.

당신도 자신은 입으로 호흡을 하지 않는다고 생각할 것임에 틀림이 없다. 그러나 대부분의 일본사람은 입으로 호흡을 하고 있으며, 말을 하고 있을 때, 텔레비전에 빠져있을 때, 수면을 취하고 있을 때, 스포츠를 하고 있을 때 등 여러 가지의 상태에서 입으로 호흡을 하고 있다.

무의식적으로 하고 행해지는 호흡에 대하여, 우선 다음의 8항목 중 당신에게 해당하는 것을 체크하여 보자.

● 무의식적으로 입이 반쯤 열려있다.
● 뻐드렁니이다.(앞니가 튀어나와 있다.)
● 아래턱이 위턱보다 더 나와 있다.
● 아랫입술이 두툼한 편이다.
● 입술이 거칠거칠하고 건조하다.
● 아침에 일어났을 때, 목이 따끔따끔 아프다.
● 콧구멍을 의식해서 움직일 수가 없다.
● 입을 닫으면 아래턱(턱의 튀어나온 부분)이 동그랗게 된다.

어떠한가? 몇 개에 표시가 되었는가?

사실은 한 개라도 자신이 포함되는 항목이 있다면, 입으로 호흡을 하고 있을 가능성이 있는 것이다.

 코 건강한 아이가 키도 쑥쑥 크는 이유

코로 호흡을 하는 바른 습관을 익히자

입으로 하는 호흡이 몸의 면역력을 약하게 하는 원흉인 이상, 입이 아닌 코로 호흡을 해야 하는 것은 당연한 일이다.

완전히 코로만 호흡을 하는 것에는 개인의 차가 있어서, 특히 오랜 시간 입으로 호흡을 해 온 사람들에게는 코호흡으로 이행하기란 어지간해서 쉽지 않은 모양이다. 그래도 꾸준히 노력한다면 2주에서 늦어도 한달 만에 코로 호흡을 하는 습관을 몸에 붙일 수 있다.

코로 하는 호흡이 자연스러워지면, 잠을 깊게 자고 몸 상태가 좋아진 것을 실감할 수 있게 된다. 얼굴 표정도 밝아지고, 동시에 기침이나 간지러움, 습진, 몸의 나른함 등의 면역병에 공통으로 나타나는 증상도 개선시킬 수 있게 된다.

영업이나 서비스업 등 말을 많이 하는 직업을 가진 사람은 아무래도 입으로 호흡을 하기 쉽다.

필자를 포함하여 의료관계자들에게도 자주 보여지는 것으로, 일하면서 긴장을 많이 하면 본인도 모르게 입으로 호흡을 해버리기 때문이다. 그 때문에 이야기를 할 때에는 중간 중간 사이를 두고 그때마다 의식해서 코로 호흡을 하도록 해야 한다.

또한 입으로 바이러스나 세균이 침입해 편도선을 붓게 하기도 하므로 입을 자주 헹구어 주고, 입을 청결하게 하는 것이 중요하다.

■ 올바른 코의 호흡 방법

1) 의식적으로 등근육, 목근육을 쭉 펴고 턱을 당겨서 가슴을 편다.
2) 입과 항문을 닫고, 천천히 코부터 횡격막을 위로 올려서
   숨을 쉬고, 천천히 코로 숨을 내쉰다.

그 때 치아의 상하는 1mm정도 벌린다. 포인트는 자세를 바로하고, 코에 집중을 하여 천천히 코로 호흡을 하는 것뿐이기 때문에 그리 어려운 것은 아니다.

상하의 치아를 조금씩 벌리는 것은, 위아래의 치아가 다물어져 있으면 치아에 여분의 힘이 더해져서 치아가 가라앉기 때문이다.

입과 동시에 항문을 닫는 것도 굉장히 중요한 것으로써 입을 닫고 있어도, 항문에 힘이 들어가 있지 않으면 그에 연동하여 입가도 힘이 빠져버리기 때문이다.

물론 항시 호흡을 의식하여 입과 항문을 닫은 채 하라는 것은 무리가 있는 얘기지만, 항상 자세를 바르게 하고 등근육, 목근육, 골반을 펴서 턱을 당기고, 가슴을 쫙 펴고, 의식해서 항문을 닫고, 코로 호흡을 하는 습관을 가졌으면 좋겠다.

식사를 할 때에는 입을 벌리지 말고 씹어야 한다. 이렇게 의식을 하는 것이 중요하며 이런 생활의 한가지 한가지의 행동 중에서, 자신이 코로 호흡을 하고 있는지 아닌지를 파악하는 것이, 코의 호흡을 몸에 익힐 수 있는 지름길이다.

 | 코 건강한 아이가 키도 쑥쑥 크는 이유

사람들 앞에서는 의식을 하여 코로 호흡을 하더라도 텔레비전을 보거나, 잡지나 책을 읽을 때, 인터넷에 집중을 하고 있을 때 등 혼자 있을 때에는 긴장이 풀려서 입으로 호흡을 해버리는 경향이 있다. 더욱이 하루의 일과를 마치고 몸과 마음을 쉬게 할 수 있는 저녁시간대에는 입으로 호흡을 하기 쉬워진다.

코로 호흡을 하는 것이 익숙해질 때까지는 조금씩 신경이 곤두설 만큼, 지속적으로 입가로 신경을 쓰기를 바란다.

다른 한 가지 문제는 자고 있을 때이다. 잠이 들어버리면 의식이 없기 때문에, 어쩔 수 없이 입으로 호흡을 하는 경향이 있다. 이때 입으로 호흡을 하지 않도록, 마스크나 입술전용으로 쓰이는 테이프를 붙여서 반강제적으로 입이 열리지 않도록 하는 방법을 써야 한다.

또 오랜 시간 입으로 호흡을 해온 사람은 코를 쓰지 않기 때문에 비강상태가 나빠져서, 자연스럽게 산소를 마실 수 없는 경우가 있다.

현재 비염이나 축농증 등으로 고생을 하고 있는 사람은, 우선 이비인후과에서 치료를 받고 코의 상태를 개선하여, 이제부터라도 코로 호흡을 해야 한다.

이비인후과에서 치료를 받을 정도는 아니라도, 비강 내가 더러워져서 콧속의 공기 출입이 좋지 않은 사람도 틀림없이 많을 것이다. 입으로 호흡을 하는 사람은 코로 공기가 잘 통하지 않기 때문에, 비강 내가 더러워지기 쉽고, 이것이 오랜 시간에 걸쳐 정착하였기 때문에 코로 호흡을 하는 것이 생각보다 쉽지 않다.

코의 공기 출입이 좋지 않은 사람은 더러워진 비강 속을 깨끗하게 하기 위해서 시중에서 파는 콘텍트렌즈용 눈약을 사용하여 코를 닦

아주어야 한다. 눈약의 성분은 눈물과 거의 흡사하여, 거의 같은 농도의 식염수이기 때문에 코의 점막에는 부담이 가지 않는다.

■ 코를 깨끗이 닦는다

1) 똑바로 누워서, 눈약을 콧구멍으로 1, 2방울 떨어뜨린다.
   그 후에 휴지로 한쪽 구멍씩 코를 푼다.
2) 눈약이 목으로 넘어갔을 때에는 마시지 말고 뱉어낸다.
3) 이와 같이 좌우 콧구멍에 한 번씩 한다.

이 청소법으로 하루에 3~4번씩 비강 내를 깨끗하게 한다면, 코로 숨을 쉬기가 훨씬 수월해질 것이다.

코로 호흡하고 양쪽으로 씹고 똑바로 누워 자야

어느 날, 초등학교 4학년의 여자아이를 데리고 한 어머니가 필자의 진료실에 찾아왔다. 그 어머니는 딸이 걱정이 되어 이렇게 말했다.

"외동딸인데, 기량이 남들처럼만 되어도 좋겠습니다. 원래 공부 쪽은 별로 기대도 하지 않고…" 라고 하였다. 솔직하다고 해야 할까, 편안한 분위기의 상담이었지만, 여자아이와 그의 어머니 얼굴을 보면 둘 다 입으로 호흡을 하는 습관을 가진 얼굴들을 하고 있었다.

그래서 필자는 어머니에게 입으로 호흡을 하는 것이 얼마나 나쁜

지를 설명하고 몇 가지 생활개선을 제안하였다. 호흡을 입으로 하는 것 이외에도, 한쪽으로만 씹는 버릇, 옆으로 누워 자는 등의 습관들을 보였기 때문에 어머니와 딸 두 모녀가 서로 고칠 수 있도록 구체적으로 지도를 하였다.

지도의 내용으로는 우선 수면 중에 입으로 호흡을 하는 것을 고치기 위해서, 잠을 잘 때에는 비강을 확대하는 노즈리프트를 붙이고, 입을 테이프로 막고 잘 것을 권했다. 그리고 옆을 보고 눕는 것이 아니라 베개 없이 위를 보고 바고 누워 자고, 한쪽으로 씹는 버릇을 교정하기 위해서 하루에 3번은 자일리톨 껌을 씹도록 하였다.

이 세 가지는 매일 반드시 실천하는 것으로 하고 그 이외에도 다음 다섯 가지 사항을 지키도록 하였다.

1) 밤에는 빨리 자도록 하고, 아침에는 자연히 눈을 뜰 때까지
   재울 것.
2) 식사를 할 때에는 꼭꼭 씹을 것.
3) 항상 바른 자세로 있을 것.
4) 운동은 가볍게 할 것.
5) 학교는 놀러가는 마음으로 다닐 것.

이렇게 한 달 동안 그 모습을 지켜본 결과, 여자아이는 2개월 후에는 입가에 활기가 띄고 얼굴은 또렷해져서 영리해 보이기까지 했다. 그를 지켜본 어머니가 기뻐하는 것은 말할 필요도 없다. 게다가 학원

은 다니던 학원도 그만두고 놀기만 했는데, 반 년 후에는 체육 이외
의 모든 과목의 성적이 올랐다고 한다. 너무 변한 모습에 학교 선생
님이 "댁에서 도대체 어떤 교육을 하시고 계신 거예요?"하고 물어봤
다고 한다.

그러나 필자의 눈으로 보자면 아무것도 이상할 것이 없다. 지금까
지 입으로 호흡을 하던 것을 코로 호흡하도록 바꾸고, 충분하게 수면
을 취하고, 올바르게 몸을 움직이도록 한 것 뿐이었다. 그것이 모두
제대로 되었기 때문에 몸은 자연스럽게 활기에 차고, 너무나도 당연
한 인간다운 모습을 되찾은 것이다. 그리고 공부 역시 아주 열심히
하지 않더라도, 집중력이 좋아졌기 때문에 수업 중에 선생님의 말씀
을 듣는 것만으로도 쉽게 이해가 될 것이다.

이렇게 미소 지어 지는 즐거운 사례를 소개한 것은 어디에 가도 없
는 많은 난병, 기병이라고 하는 병의 치료 역시, 똑같은 치료방법이
기 때문이다. 코로 호흡하는 것을 시작으로, 본래의 올바른 몸의 사
용법을 지도하는 것이 필자의 치료법이다.

평생 안고 살아야 할 것만 같던 중증 아토피가
2달 만에 매끄러운 피부로

생후 1년 만에 아토피가 생겼다. 부모님이 약의 부작용을 걱정하여,
될 수 있는 대로 스테로이드제를 사용하지 않고 고쳐보려고 식사나
입욕, 방청소 등에 최대한으로 신경을 썼다고 한다. 그러나 일진일퇴

하는 상황으로 발진이나 간지러움, 거칠어진 피부 등이 계속되었다. 그렇게 심한 상태는 아니었지만, 그렇다고 또 완치되지도 않았다.

그런 아이의 부모가 필자의 저서를 읽고 13살이 되는 딸에게 동경 대학병원에서 진찰을 받아보라고 권한 것이었다. 공교롭게도 여름방 학 기간에는 예약이 꽉 차있었기 때문에, 필자가 그 딸을 처음으로 진찰을 했던 것은 9월이 막 시작할 무렵이었다.

진찰 결과, 입으로 호흡을 하고 한쪽으로 음식을 씹는 버릇을 갖고 있었다.

필자는 "호흡을 입으로 하는 탓에, 몸의 면역력이 약해져 있어서 아토피가 생긴 것입니다. 호흡이나 씹는 방법을 고치고, 몸속에서부 터 몸을 깨끗하게 합시다" 라고 설명을 하고 호흡방법을 고치기 위해 서 목과 코와 눈을 깨끗하게 청소하고, 횡격막 호흡법, 껌 요법으로 저작훈련, 수면자세를 교정하도록 지시하였다.

특히 피부가 거칠하고 간지러운 것 등으로 고생하고 있었기 때문 에 입욕을 할 때에 해초소금을 사용하도록 권했다. 이것은 물을 받아 놓은 욕조에 몸을 담그고 몸을 따뜻하게 하고 나서, 해초소금으로 몸 을 맛사지하고, 잠시 그대로 둔 뒤에 샤워를 해서 흘려보내는 방법이 다. 처음에는 소금이 스며들어서 따끔거리기도 하지만, 조금씩 스며 들지 않게 되어서 씻어내고 나면 기분이 좋아지게 된다. 간지럼이 있 을 때에는, 조금 뜨거운 물과 찬물을 섞어서 사용한다.

그렇게 조언을 하고 트레이닝을 개시한지 겨우 2달만에 눈에 띄었 던 무릎 뒤쪽이나 팔꿈치의 안쪽, 발등, 목 주변의 발진이 없어지고, 간지러움도 많이 없어졌다. 피부에 까칠까칠하던 것들이 없어지고,

피부에 촉촉함이 생기기 시작했다.

그의 어머니도 "피부가 깨끗해진 것만 아니라 피부색도 하얗게 된 것 같아요"하며 기뻐했지만, 어머니에게는 또 한 가지의 고민거리가 있었다. 그것은 딸의 성장이 부진한 것이 아닐까 하는 것이었다.

확실히 또래의 아이들과 비교해 보아도 신장도 작고, 몸도 작은 편이었다. 필자는 "7시간 수면하고 차가운 음식은 피하세요. 걱정할 필요 없습니다. 차가운 음식을 먹지 말고 어쨌든 잘 자게 해주세요. 그렇게 하면 키도 큽니다"라고 어드바이스하였다.

그 후 겨울방학에는 평균 매일 13시간씩이나 잠을 잤다고 한다. 간지럽던 것도 없어지고 방학이 지나고 신체측정을 했을 때에는 6cm나 키가 컸다며 그의 어머니가 놀라며 말했다.

30년 가깝게 고통 받던 만성비염 · 만성피로 극복

어렸을 때부터 만성비염이었다고 하는 31살의 이 여성은, 동시에 피로를 느끼기 쉬운 만성피로로도 힘들어하고 있었다. 초등학교, 중학교 때는 정기검진을 받고 나면 항상 이비인후과에 다니는 것이 일과가 될 만큼이었고, 통원 치료 중에는 일시적으로 증상이 경감하는 듯 보이다가 다시 치료하지 않으면 바로 또 처음 상태로 돌아가 버리는 상태가 매년 반복되고 있었다.

당시의 진단으로는 비중격만곡증(비강을 좌우 2실로 가르고 있는 중앙의 칸막이가 코가 막히는 따위의 장애를 일으킬 정도로 심하게 휘어진 상태) 때문에 코가 막히기 쉽다는 것이었다.

학교를 졸업하고 난 후에는 아예 병원을 가지 않게 되면서 오로지 콧물이나 코가 막히는 것 때문에 오는 고통, 만성적인 피로감을 견디고 있을 뿐이었다. 그런데 20대 중반이 되어서 만성비염의 증상이 악화하여 다시 이비인후과를 방문했더니 수술을 해야 한다고 하였다.

그러나 될 수 있으면 수술을 피하고 싶다는 생각이 간절하였는데, 우연히 필자의 저서 『건강은 "호흡"으로 결정된다』를 읽고 진찰받기를 희망했다.

진찰을 해 보았더니 역시 옆으로 누워 잠을 자는 자세, 한쪽으로 씹는 습관, 입으로 호흡하는 등의 세 가지 나쁜 버릇이 있었고, 평상시에도 입이 반쯤 열려 있었다.

그래서 바로 푹신푹신한 베개를 베고 위를 보고 바른 자세로 누워 잠을 자도록 수면자세를 지시하고, 한쪽으로 씹는 버릇을 교정하기 위해서 껌 요법, 코로 호흡을 하도록 돕기 위하여 노즈리프트를 사용하고, 횡격막 호흡법, 그리고 잠에 들기 전의 운동 등을 지시하였다. 그리고 하루에 수면시간을 9시간으로 늘리는 것, 차가운 음식을 먹지 말 것을 지시하였다.

그 여성은 처음에는 껌 요법을 하려고 하여도 금세 턱이 아파져서 하루에 겨우 한 번만 가능했다. 또 자기 전에 입이 벌어지지 않도록 입술에 테이프를 붙였지만, 아침에 일어나면 테이프가 떨어져 있던 적이 많았다고 한다.

1달 후 진찰실로 왔을 때 그녀에게 코를 청소하고 젖꼭지 장난감을 사용할 것을 권했다.

코를 청소하는 것은 염화아연을 0.5%로 약하게 한 수용액을 시중에서 파는 식염수로 옅게 하고, 이것을 스포이드로 콧구멍에 몇 방울 떨어뜨려서 목으로 뱉어내는 것을 말한다.

또 장난감 젖꼭지는 보통 8개월의 갓난아기용으로 나온 제품을 사서 점심시간 한 시간 정도 입에 물고 있는 연습을 한 후, 취침 중에는 어른용 젖꼭지 장난감(브레스트레어너)를 사용하도록 하였다.

코 청소는 처음에 코에 스며들어서 아프고, 고통스럽기까지 했지만, 코로 숨을 쉬기가 점차 쉬워졌다고 했다. 또 어른용 젖꼭지 장난감을 물고 있는 상태로 테이프를 붙이고 자면, 아침까지 테이프는 떨어지지 않았다고 한다.

이렇게 코로 호흡을 하는 습관을 몸에 익혔더니 만성적이었던 목의 통증도 없어지고 그 후에는 전혀 감기에 걸리지 않았다고 한다. 그리고 9시간 수면으로 깊이 잠을 잔 다음날 아침은 몸도 가볍고 머리도 밝아진다고 한다. 지금까지 활기가 없거나 쉽게 지치곤 했던 것이 거짓말처럼 몸상태가 좋은 날들이 계속되고 있다.

현재 치료를 시작해서 반년 정도 지났는데, 수면부족만 없앤다면 피로감에 고통 받을 일은 없다. 또 당사자가 가장 기뻐한 것은 생활습관을 바꾸고, 트레이닝을 해나가는 과정에 브레스트레이너 덕으로 튀어나와보였던 앞니가 당겨지고, 언밸런스했던 좌우의 눈 크기가 밸런스하게 됐다는 것이었다. 終